Ganzheitlich
Entgiften und Entschlacken

Die 8-Kräuter-Kur für ein gesundes Leben

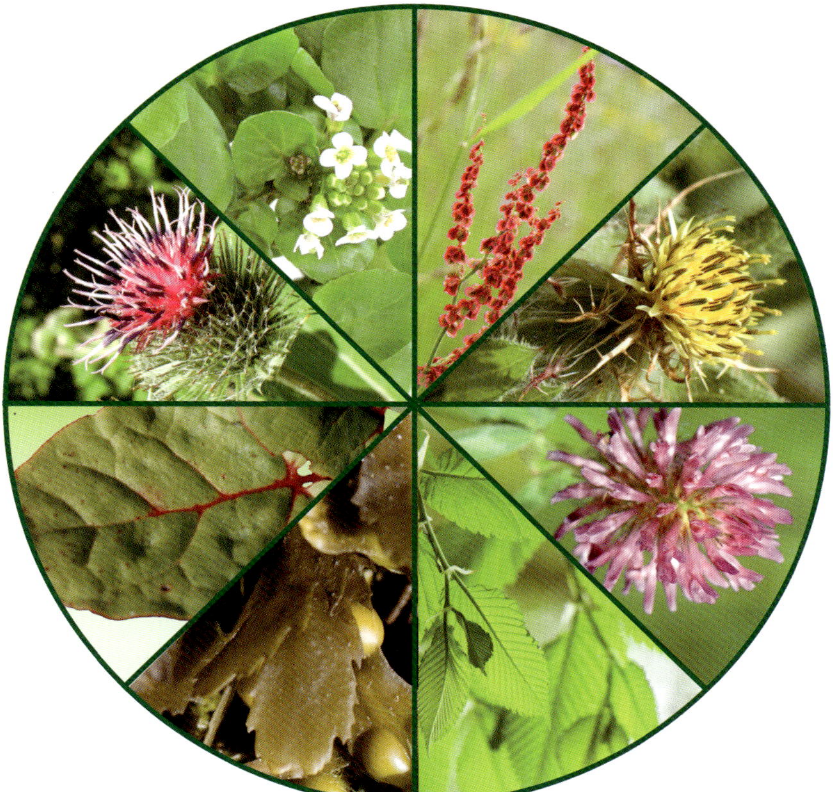

© Verlag Via Nova
Alte Landstraße 12
36100 Petersberg
www.verlag-vianova.de
Alle Rechte vorbehalten.

Bildnachweise:
www.fotolia.com
www.stockfood.com
www.florahealth.com

3. Auflage 2014

Titelgestaltung: Guter Punkt GmbH & Co. KG / München
Druck und Verarbeitung: Appel & Klinger, 96277 Schneckenlohe

ISBN: 978-3-86616-219-8

Hinweis für Leserinnen und Leser:

Alle Angaben in diesem Buch wurden nach bestem Wissen erstellt. Die Angaben erfolgen ohne Verpflichtung oder Garantie der Autorin und des Herausgebers. Sie übernehmen keine Verantwortung und Haftung für etwa vorhandene Unklarheiten und inhaltliche Unrichtigkeiten. Die Forschung ist auf diesem Gebiet noch im Fluss. Die hier gegebenen Hinweise und Empfehlungen zur Selbsthilfe können bei schweren Erkrankungen den Arzt oder Heilpraktiker nicht ersetzen. Es empfiehlt sich deshalb immer, eine zusätzliche medizinische Diagnose vom Behandler einzuholen und sich von diesem therapeutisch begleiten zu lassen.

Inhaltsverzeichnis

Einleitung

Seit Jahren nimmt die Anzahl chronisch Kranker zu. Wir haben uns schon daran gewöhnt, dass die Ausgaben und somit auch die Beiträge der Krankenversicherungen von Jahr zu Jahr steigen. Und das trotz aller Erfolgsmeldungen aus der medizinischen Forschung. Gesund zu sein bedeutet eben mehr als nur nicht krank zu sein. Die wohl bekannteste Definition von Gesundheit wurde durch die Weltgesundheitsorganisation (WHO) im Jahr 1946 beschrieben: „Gesundheit ist ein Zustand vollkommenen körperlichen, geistigen und sozialen Wohlbefindens und nicht allein das Fehlen von Krankheit und Gebrechen." Können Sie sich nach dieser Definition als „gesund" bezeichnen?

Die Naturärztin Bev Maya setzt die Messlatte noch etwas höher und beschreibt den Zustand und das Bild der Gesundheit wie folgt:

„Sie wachen morgens nach einem erholsamen Schlaf topfit auf. Sie springen gut gelaunt aus dem Bett. Den ganzen Tag über sind sie konzentriert, tatkräftig, kreativ und ausgeglichen. Nach jeder Mahlzeit haben Sie Stuhlgang. Ihnen tut nichts weh. Sie sehen aus wie das blühende Leben. Wenn Sie sich abends ins Bett legen, schlafen Sie ein, sobald Sie liegen …"

> **Die medizinische Forschung hat so enorme Fortschritte gemacht, dass es überhaupt keine gesunden Menschen mehr gibt.**
>
> Aldous Huxley

Ein großer Teil der Bevölkerung klagt vermehrt über Symptome, die sie selbst nach Konsultation mehrerer Ärzte nicht loswerden. Kopfschmerzen, Schlafstörungen, Verdauungsbeschwerden, Leistungsabfall, Allergien und Konzentrationsstörungen sind für viele Menschen schon zur Normalität geworden. Eine Ursache dieser zunehmenden und scheinbar nicht in den Griff zu bekommenden Befindlichkeitsstörungen kann die Vielzahl der Giftstoffe sein, der wir durch unsere Umwelt, unsere Lebensweise und unsere Ernährung ausgesetzt sind.

Wenn es nicht weiter geht, muss man zurückschauen. Zurück zu dem, was einst als gut und wertvoll erachtet wurde und lange vor unserer Zeit anderen eine entscheidende Hilfe war. Zu diesen wichtigen Unterstützern unserer Gesundheit gehören die Heilkräuter. Über Jahrtausende bildeten sie die Grundlage der Heilkunst. Bei den alten Chinesen und Ägyptern findet man Hinweise auf die Heilpflanzenkunde ebenso wie später bei den Griechen. Der Urvater der Medizin, Hippokrates, hat über 200 Heilpflanzen in ihrer Wirkung beschrieben. In den Klöstern wurden später Kräutergärten angelegt. Die Mönche brachten von Ihren Reisen so manches Kraut mit, das bis dato bei uns unbekannt war. Noch vor rund 100 Jahren hatte in Europa fast jeder Garten Beete mit Heilpflanzen. Dann, mit Aufkommen der modernen Medizin, gerieten die Kräuter immer mehr in Vergessenheit. Inzwischen aber erinnern wir uns wieder an die enorme Heilkraft, die in den Kräutern steckt.

Literatur über die Heilkraft der heimischen Kräuter gibt es heutzutage zur Genüge. In diesem Buch geht es jedoch um eine ganz spezielle, außergewöhnliche Teemischung aus acht besonderen Kräutern. Sie ist mit keiner anderen Kräutermischung vergleichbar. Das Rezept geht auf das Heilwissen der Ojibwa-Indianer Kanadas zurück und wurde populär durch spektakuläre Heilerfolge, selbst bei schwersten Erkrankungen. Wir haben es hier also nicht mit einer normalen Teemischung zu tun, die man mal eben trinkt, weil man erkältet ist. Nein, hier geht es um eine Kräuterauswahl, die sowohl vorbeugend als auch unterstützend bei allen möglichen Erkrankungen getrunken werden kann. Sie ist eine äußerst effektive und sehr preiswerte Möglichkeit, um gesund zu werden und gesund zu bleiben.

Was diesen Tee ausmacht, wie er entdeckt wurde und was Sie zum Thema Entgiften wissen sollten, schildert dieses Buch. Lassen Sie sich inspirieren von der Kraft der acht Kräuter und nutzen Sie sie für Ihre Gesundheit und Lebensqualität.

Die faszinierende Geschichte des 8-Kräutertees

> *„Ich wünsche mir nur, dass jeder Mensch,*
> *der den Tee braucht, ihn auch bekommen kann.“*
>
> (Rene Caisse 1889-1978)

Die Entdeckung der 8-Kräuterformel geht zurück auf das Jahr 1902. Eine Engländerin lebte mit Ihrem Mann damals im Gebiet der Ojibwa-Indianer im Norden Kanadas. Kurz nachdem sich das Paar in Kanada niedergelassen hatte, entdeckte die Frau einen Knoten in Ihrer Brust. In der Klinik von Toronto erhielt sie dann die Diagnose, die sie bereits geahnt hatte: Brustkrebs. Aus Furcht vor der Operation und auch aus finanziellen Gründen blieb sie nicht in der Klinik. Ihr war klar, sie würde nach einem anderen Weg der Heilung suchen.

Die Krebspatientin konnte die Freundschaft eines alten, weisen Medizinmannes gewinnen, der in Ihrer Nähe lebte. Dieser bot ihr einen bewährten Heiltrank aus 8 bestimmten Kräutern an. Die Zusammensetzung wurde, wie es bei den Indianern üblich ist, von seinen Vorfahren an ihn weitergereicht. Niemand weiß genau, wie alt die Rezeptur des Indianertrankes ist. Vermutlich sind es einige hundert Jahre.

„Trinke diesen Tee zweimal am Tag, bis dein Körper wieder in Harmonie mit dem Großen Geist ist", riet ihr der Medizinmann. Er erklärte ihr auch die spezielle Zubereitung, welche zur vollen Entfaltung der Heilkraft der Kräuter führt. Die Kräuter werden nicht einfach mit heißem Wasser übergossen, sondern man kocht eine

Essenz aus der Kräutermischung. Täglich zweimal trank die Engländerin von dem Kräutertee und es dauerte ziemlich genau zwei Monate, bis Sie die ersten Verbesserungen feststellten konnte. Ein Jahr später war sie wieder völlig gesund.

> *„Je wünschenswerter ein Zustand, desto unwahrscheinlicher ist sein zufälliger Eintritt. "*
>
> Prof. Dr. Hans-Jürgen Quadbeck-Seeger

Diese Episode wäre sicherlich in Vergessenheit geraten, wenn sich nicht 20 Jahre später folgender „Zufall" ereignet hätte:

Es war 1922 im kanadischen Haileybury, Ontario. Die Krankenschwester Rene Caisse arbeitete am Sisters-of-Providence-Hospital, als sie eines Tages in der Klinik eine ältere Patientin mit sonderbar vernarbter Brust entdeckte. Die Oberschwester zögerte nicht, die Frau darauf anzusprechen. So erzählte ihr die alte Dame, dass man bei ihr vor 20 Jahren Brustkrebs diagnostiziert hatte. Sie berichtete auch von ihrer Bekanntschaft mit dem Medizinmann und von Ihrer Genesung durch den Indianertee. Die Krankenschwester war von der Heilkraft der indianischen Kräuterrezeptur tief beeindruckt. Damals wie heute war die Diagnose Krebs für viele Menschen wie ein Todesurteil. Rene Caisse bat die Patientin um das Rezept der Kräutermischung und bekam es glücklicherweise auch. Diese „zufällige" Begebenheit sollte sich später noch als einen wahren Segen für unzählige Menschen weltweit herausstellen.

Zwei Jahre passierte mit der außergewöhnlichen Rezeptur jedoch erst mal gar nichts. Das Rezept verschwand in einer Schublade. Dann erkrankte Renes Tante Mireza Potvin an Magen- und Leberkrebs. Obwohl sie bereits Krebs im Endstadium hatte, weigerte sie sich, eine schulmedizinische Krebstherapie zu machen. Schwester

Rene Caisse bat den behandelnden Arzt Dr. R. Fisher um die Erlaubnis, bei ihrer Tante den Indianertee anwenden zu dürfen. Er willigte ein und schon nach zwei Monaten ging es der Tante besser. Sie sollte noch ganze 21 Jahre leben.

Was sich in den darauf folgenden Jahren entwickelte, glich einer sanften Revolution in der Medizin.

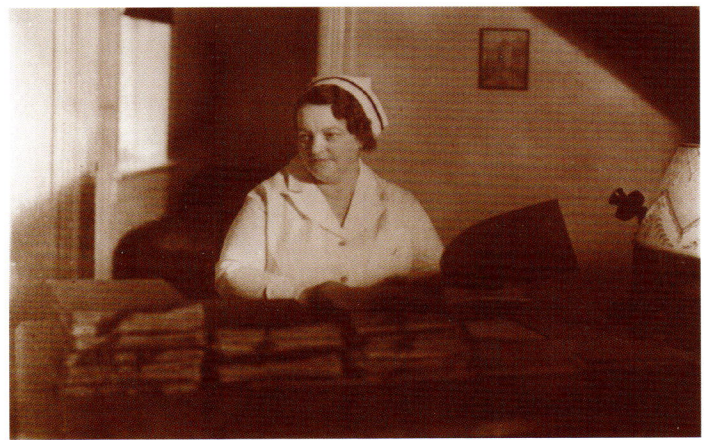

Rene Caisse

Hoffnung für Schwerstkranke

In Zusammenarbeit mit Dr. Fisher begann Rene Caisse Tumorpatienten mit der 8-Kräuterformel zu behandeln. Es waren ohne Ausnahme Patienten, die von Ihren Ärzten als hoffnungslose Fälle aufgegeben wurden. Heute spricht man von „austherapiert". Unter Renes Obhut kam es zu vielen Aufsehen erregenden Spontanheilungen.

Acht weitere Ärzte hörten von dem wunderbaren Kräutermittel und schickten ihre todgeweihten Patienten zu Rene Caisse. Es spricht für sich, dass die neun Ärzte bald einen Brief an das kanadische Gesundheitsamt schrieben:

„Wir glauben, dass die Krebsbehandlung der Schwester Caisse keinen Schaden anrichten kann, dafür aber schmerzlindernd wirkt und das Geschwürwachstum vermindert und somit das Leben in hoffnungslosen Fällen verlängert. Wir verbürgen uns dafür, dass ihr nur Fälle übergeben wurden, bei denen jede andere medizinische oder chirurgische Methode versagt hat. Doch selbst dann konnte sie noch bemerkenswerte Heilungserfolge vorweisen. Wir wünschen, dass man ihr die Möglichkeit gibt, ihre Behandlung auf einer größeren Basis unter Beweis zu stellen. Soweit wir wissen, hat sie von keinem Patienten je Geld angenommen, die sie in den letzten zwei Jahren behandelt hat."

Schwester Rene lebte nur noch für ihre Patienten. Sie gab ihren Job im Krankenhaus auf und mietete sich in Toronto eine Wohnung, um ihren Patienten nahe sein zu können. 1934 überließ ihr dann der Stadtrat von Bracebridge, Ontario, ein altes Hotel, in dem sie eine Krebsklinik eröffnete. Bald war diese Klinik eine Oase der Hoffnung für viele Hilfesuchende. An manchen Tagen behandelte sie über 100 Patienten. Rene Caisse erhielt Briefe aus der ganzen Welt. Manchmal waren diese einfach nur adressiert „An die Krebskrankenschwester in Kanada."

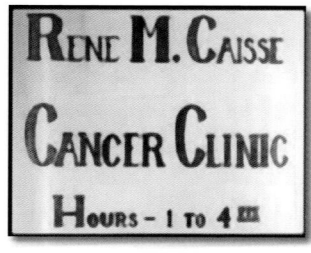

Klinikschild

Eines Tages brachte man Rene Caisses eigene Mutter in die Klinik. Die 72-jährige litt an einem inoperablen Leberkrebs. Eine sehr schlechte Prognose. Rene gab ihrer Mutter den Indianertee ohne ihr zu sagen, wie es wirklich um sie stand. Diese erholte sich schnell und sollte erst mit 90 Jahren sanft entschlafen.

Schwester Rene sagte später einmal:

„Das entschädigte mich für alle Mühen. Dank dem Kräutertee waren meiner Mutter noch 18 Jahre eines gesunden Lebens vergönnt. Das hat mir die Kraft gegeben, all diese Verfolgungen durchzustehen, die ich von vielen Medizinern erfahren habe."

Die Erfolge der Krankenschwester sprachen sich immer weiter herum. An Rene Caisses Krebsklinik konnten nicht alle, aber dennoch sehr sehr viele Menschen geheilt werden. Zugleich war Schwester Rene immer wieder den Anfeindungen von Behörden und Ärzten ausgesetzt. Dies ist nicht weiter verwunderlich. Wie konnte es sein, dass eine einfache Krankenschwester mehr Heilerfolge bei Krebs vorweisen kann, als die ganze Ärzteschaft in Kanada?

Zeitweise wurde Rene sogar gezwungen, ihre Klinik zu schließen. Das führte schließlich im Jahr 1938 zu einer Petition an die kanadische Regierung. Über 55.000 Bürger hatten diese Petition unterzeichnet, in der es darum ging, die Arbeit von Rene zu legalisieren.

Kennedys Arzt arbeitet mit dem 8-Kräutertee

1959 wurde Dr. Charles Armao Brusch auf den Indianertee aufmerksam gemacht. Der bekannte Mediziner war Leibarzt und Vertrauter John F. Kennedys. Schnell war er von der Wirkung des Kräutertees überzeugt und überredete die mittlerweile 70-jährige Rene Caisse, mit ihm nach Cambridge (USA) zu kommen, wo sie gemeinsam an seinem medizinischen Institut mit dem Kräutertee weiterforschten und therapierten.

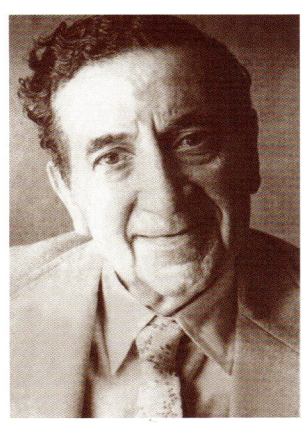

Dr. Charles Brusch

Schon nach kurzer Zeit hatte sie die Ärzte an der Brusch-Klinik davon überzeugt, dass die 8-Kräutermischung wirklich erstaunliche Heilwirkungen aufweist.

Dr. Brusch war damals übrigens einer der bekanntesten Naturmediziner in den Vereinigten Staaten. Er war auch der erste, der dort Akupunktur praktizierte. Darüber hinaus verfügte er auch über ein enormes Wissen in der Kräuterheilkunde.

Bereits 1925 hatte Rene Caisse einen Schriftwechsel mit dem Mitentdecker des Insulins und späteren Nobelpreisträgers Sir Frederick Banting. Zu dieser Zeit behandelte Rene eine Frau, die an einem Darmtumor und zusätzlich an Diabetes litt. Sechs Monate nach der Kur mit dem 8-Kräutertee war die Patientin vom Krebs geheilt und benötigte auch keine Insulinspritze mehr. Schon damals zeigte sich, dass der Indianertee weitaus mehr kann, als „nur" Krebs zu heilen.

Der ganz große Durchbruch für die 8-Kräuterformel kam im Jahr 1977. Die Zeitschrift Homemaker´s Magazine brachte einen mehrseitigen Bericht über das bewegte Leben von Rene Caisse und ihre Heilerfolge mit dem Indianertee. Über Nacht war Rene in ganz Kanada bekannt, obgleich Sie natürlich schon vorher recht populär war. In dem Artikel kamen auch etliche Patienten zu Wort, deren Heilung teilweise schon 40 Jahre zurück lag. Das ist sehr bemerkenswert, denn normalerweise ist man heilfroh, wenn man fünf Jahre nach der Diagnose Krebs noch lebt. Dieser Zeitungsbericht brachte regelrecht eine Lawine ins Rollen. Weitere Berichte in anderen Zeitungen und sogar eine TV-Dokumentation folgen. Das Haus von Rene glich nun der Pilgerstätte von Lourdes. Hunderte Patienten wollten von ihr behandelt werden.

Bis zu diesem Zeitpunkt hatte Rene die genaue Zusammensetzung der Rezeptur noch nicht bekannt gegeben. Sie war Pharmafirmen gegenüber immer sehr misstrauisch. Das Profitstreben, das dort oft im Vordergrund steht, missfiel ihr. Oft trat man in den Jahrzehnten zuvor an sie heran und bat sie, das Rezept der 8-Kräuterfomel preiszugeben. Immer hatte sie abgelehnt. Rene war inzwischen 89 Jahre alt. Würde die Kanadierin das Geheimnis mit in Ihr Grab nehmen? Nein, sie versicherte, dass die Rezeptur in ihrem Testament hinterlegt sei.

Nach dem Artikel im Homemaker´s Magazine wurde Rene mehrfach von dem Pharmaunternehmen Resperin zur Bekanntgabe der genauen Zusammensetzung gedrängt. Zunächst lehnte sie kategorisch ab. Als Resperin jedoch versprach, man wolle fünf Kliniken bauen, an denen mit dem Indianertee behandelt wird, willigte sie ein.

Nach Rücksprache mit Dr. Brusch unterzeichnete sie am 27. Oktober 1977 den Vertrag mit Resperin. Doch Rene traute dem Inhaber der Firma nicht und gab ihm nur vier der acht Kräuter bekannt. Resperin ließ sich für die Kräutermischung den Namen „Essiac" patentieren, nicht ahnend, dass sie ja nur vier der ursprünglich acht Kräuter in ihrer Formel hatten. Auch Rene und Dr. Brusch verwendeten in den Jahren zuvor bereits den Namen Essiac. Es ist Renes Nachname Caisse einfach rückwärts geschrieben. Die 4-Kräuterformel ist heute noch unter dem Namen Essiac in Kanada und USA erhältlich. Das führte logischerweise zu Verwirrungen, denn spätere Studien mit Essiac brachten nicht die erhofften Ergebnisse. Doch wie ging es mit der 8-Kräuterrezeptur weiter?

Eine Radiosendung macht den Tee noch bekannter

Elaine Alexander war eine sehr beliebte kanadische Rundfunkreporterin. Martin Luther King, Präsident Harry Truman und viele andere Prominente waren ihre Gesprächspartner. Sie moderierte die weit beachtete Sendung „Hot Line". Später eine weitere mit dem Titel „Stayin' alive", was so viel bedeutet wie „am Leben bleiben". In dieser Rundfunksendung berichtete sie oft über schulmedizinische, aber auch über naturheilkundliche Therapien. Natürlich hörte sie auch von den spektakulären Heilerfolgen des Indianertees. Da jedoch Rene Caisse 1978 im Alter von 90 Jahren an den Folgen einer Hüftoperation starb, rief Elaine Dr. Brusch an und bat ihn um ein Interview. Der landesweit bekannte Arzt sprach im November 1984 im Radio über die vielen Fälle von Patienten, die durch den 8-Kräutertee gesund wurden. Aber er berichtete auch über seine eigene Heilung. Wörtlich sagte der renommierte Mediziner : *„Dieser Tee ist ein Heilmittel gegen Krebs. Ich habe erlebt, wie der Krebs in dauerhafte Remmision getrieben und aufgelöst wurde, an die keine andere Methode heranreicht, die die Wissenschaft uns bietet. Ich würde es selbst nicht glauben, wenn ich es nicht am eigenen Leib erlebt hätte. Ich bin der festen Überzeugung, dass dieser Indianerkräutertee die effektivste Behandlungsmethode gegen Krebs darstellt, die uns im Augenblick zur Verfügung steht."*

Das Interview dauerte zwei volle Stunden. Die Telefonleitungen des Senders brachen zeitweilig zusammen, weil so viele Menschen anriefen. Mit diesem Interview wurde die 8-Kräuterformel zu neuem Leben erweckt. Während der nächsten zwei Jahre produzierte Elaine Alexander sieben weitere Sendungen über den Tee, oft mit Dr. Brusch als Interviewpartner.

Daraus noch ein weiteres Zitat des bekannten Arztes: *„In den vergangenen 65 Jahren hat diese Kräuterformel gewaltige Wirkungen bei der Behandlung von Krebspatienten gezeigt. Studien in Kanada und in den Vereinigten Staaten erbrachten vergleichbare Resultate. Die Ergebnisse, die wir an Tausenden von Patienten, Männern wie Frauen verschiedenster Altersstufen und unterschiedlichster Hautfarben, mit den unterschiedlichsten Krebsarten ablesen durften, beweisen meines Erachtens, dass diese Kräutermischung ein Heilmittel gegen Krebs ist. Alle Studien, die in vier Labors der Vereinigten Staaten und Kanada durchgeführt wurden, bestärken diese Behauptung".*

1988 übertrug Dr. Charles Brusch die Rechte und die Rezeptur des 8-Kräutertees an Elaine Alexander. Dr. Brusch war inzwischen über 80 Jahre alt und wollte, dass die Original 8-Kräuterformel so vielen Menschen wie möglich zugänglich gemacht wird.

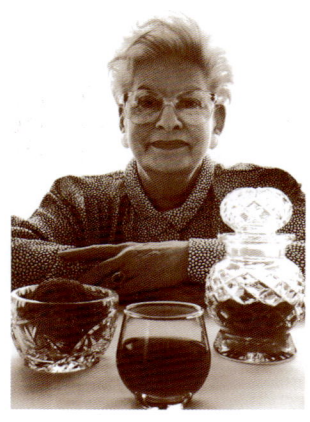

Elaine Alexander

Die Öffentlichkeit sah im Engagement von Elaine Alexander immer mehr Parallelen zum Leben von Rene Caisse. Elaine wurde mit Briefen verzweifelter Krebskranker überschwemmt. Die Menschen hatten zudem herausgefunden, wo sie wohnte und belagerten ihr Haus in der Hoffnung, persönlichen Rat zu erhalten. Elaine litt darunter, dass sie all diesen Schmerz, all diese Verzweiflung der Menschen mit ansehen musste, ohne wirklich viel dagegen tun zu können. Gleichzeitig wusste sie, dass vielen hätte geholfen werden können, wenn der Indianertee nach über

60 Jahren Erfahrung als Krebsmittel akzeptiert worden wäre. Doch dies würde auf erheblichen Widerstand stoßen, das war klar. Deshalb machte sie Charles Brusch, zu dem sie eine tiefe Freundschaft entwickelt hatte, einen zündenden Vorschlag: Weshalb nicht einfach zu den Wurzeln zurückkehren? Für die Indianer war der Tee nie ein Krebsmittel gewesen, sondern ein Reinigungstee, den sie seiner starken Wirkung wegen „Heiliger Trank" nannten. Weshalb also die Teemischung nicht als das verkaufen, was es eigentlich ist: ein Kräutertee, der Körper und Geist reinigt und harmonisiert? Außerdem half der Tee ja nicht nur bei Krebs sondern auch bei vielen anderen Erkrankungen.

Zurück zu den Wurzeln

Damit müsste sich der Tee keine Legalisierung als Heilmittel erkämpfen, sondern könnte frei in allen Gesundheitsläden des Landes als einfacher Kräutertee verkauft werden. Und so geschah es auch. Doch die Behörden duldeten es nicht, dass die Mischung nun plötzlich als einfacher Kräutertee und ohne Rezept erhältlich sein sollte. Zu stark war der Indianertee mit der Krebsbekämpfung verbunden. Also mussten Elaine Alexander und Dr. Brusch einen neuen Namen für Essiac finden, zumal damals auch schon die weniger wirkungsvolle 4-Kräuterformel unter dem gleichen Namen im Handel war.

Elaine Alexander suchte nun nach einem geeigneten Hersteller. Eine seriöse Firma mit einem hohen Qualitätsanspruch und einem guten Renommee musste gefunden werden. Elaines Wahl viel auf die in der Nähe von Vancouver ansässige Firma Flora. Der Name, unter dem der 8-Kräutertee dort unter der Lizenz von Elaine Alexander seit 1992 nach dem Original-Rezept hergestellt wird, lautet *Flor Essence*.

Noch heute finden Sie auf jeder Original-Packung Flor Essence die Unterschrift von Elaine Alexander. Wenn Sie die englische Sprache verstehen, können Sie auf www.youtube.com einen Bericht über die Geschichte des 8-Kräutertees sehen. Einfach in die Suchfunktion eingeben: „The history of Flor Essence". Darin kommen auch Rene Caisse, Dr. Brusch und Elaine Alexander zu Wort.

Die Firma Flora wird übrigens von dem deutschen Auswanderer Thomas Greither geführt. Er ist ein Enkel von Dr. med. Otto Greither. Letzterer gründete 1916 das Salus-Haus (Gesundheitshaus).

Otto Greither war seinerzeit ein klassischer Schulmediziner. Im Jahr 1913 spürte er am eigenen Leib, was Entgiftung bewirken kann. Er stand kurz vor der Operation beider Beine, als ihm eine Krankenschwester riet: „Fasten Sie und machen Sie Einläufe." Er nahm ihren Rat an und wurde wieder völlig gesund. Diese Heilung veränderte sein Leben komplett. Er widmete sein Leben fortan nur noch den Heilmethoden aus der Natur. Heute ist Salus der größte und erfolgreichste Hersteller von Gesundheitsprodukten weltweit.

Thomas Greither baut die Kräuter für Flor Essence heute größtenteils auf eigenen Farmen an. Die Kräuter werden liebevoll gepflegt und von Hand geerntet. Der sorgsame Anbau macht sich im hohen Gehalt der Pflanzenwirkstoffe bemerkbar.

Von 1995 an war Flor Essence als Geheimtipp auch in Deutschland erhältlich. Richtig bekannt wurde er erst im Jahr 2001.

Dr. med. Veronica Carstens, die Frau unseres früheren Bundespräsidenten Carl Carstens, setzt sich seit Jahrzehnten sehr engagiert für gute naturheilkundliche Therapien ein.

Zu diesem Zweck gründete sie die Stiftung „Natur und Medizin". In ihrer gleichnamigen Zeitschrift berichtete sie über die Geschichte des legendären Indianertees. Zu dieser Zeit machten Tausende Menschen in Deutschland erstaunlich gute Erfahrungen mit Flor Essence bei allen möglichen Erkrankungen. Das war für das Verständnis der 8-Kräutermischung sehr wichtig, denn durch die Historie bedingt wurde der Indianertee immer mit Krebs in Verbindung gebracht. Dem indianischen Ursprung nach war der Tee jedoch ein Reinigungstee. Mittlerweile würden wir eher sagen: für die Entgiftung und Entschlackung. In der heutigen Zeit mit all den vielfältigen Belastungen in der Umwelt ist der 8-Kräutertee Flor Essence natürlich noch wichtiger als vor 100 Jahren.

Entgiftung und Entschlackung - Schlüssel zur Gesundheit

Wenn Sie heutzutage einem klassischen Schulmediziner eine Frage zu Entschlackung stellen, dann wird er Ihnen möglicherweise antworten: „Schlacken, die gibt es nur im Hochofen!" Fragen Sie jedoch einen Naturarzt, wird er Ihnen erst mal den Unterschied zwischen Entgiftung und Entschlackung erklären: „Schlacken" ist die volkstümliche Bezeichnung für Rückstände, die im Stoffwechsel entstehen und zum Teil nicht richtig ausgeschieden werden können. Hier stehen die Rückstände von übermäßiger Säurebildung oder Säurezufuhr im Vordergrund. Entschlackung ist demnach zuerst eine Entsäuerung. Demgegenüber geht es bei einer Entgiftung darum, Giftstoffe, die aus der Umwelt aufgenommen werden, wieder los zu werden.

Harnsäure ist ein typisches Beispiel für eine Säure-Schlacke. Sie entsteht beim Abbau von Purinen. Diese kommen vor allem im Fleisch und in Innereien vor – in Leber, Nieren, Herz, Bries, aber auch in der Haut von Geflügel. Wenn sie das gerne essen und dazu vielleicht noch gerne Alkohohl trinken, bringen Sie gute Vorraussetzungen mit, um im Alter an Gicht zu erkranken. Dabei lagern sich Harnsäurekristalle in den Gelenken ab, was mitunter sehr schmerzhaft sein kann. Hier ist es sehr sinnvoll, hin und wieder eine Entschlackungskur zu machen, bei der die überschüssige Harnsäure wieder über die Niere ausgeschieden wird. Laut Peter Jentschura, einem Experten auf diesem Gebiet, sind es in erster Linie die Säuren, die uns zu schaffen machen: Linksdrehende Milchsäure aus dem Kohlenhydratabbau und aus körperlicher Anstrengung, Schwefelsäure aus dem Schweinefleisch, Salpetersäure aus gepökeltem Fleisch, Kohlensäure aus dem Mineralwasser – aber auch aus Bewegungsmangel und falscher Atemtechnik. Die Säuren müssen durch basische Mineralstoffe wie Magnesium und Calcium neutralisiert werden. Fehlen diese im Blut, werden die Mineralstoffdepots im Körper geplündert: die Haare, die Zähne und unsere Knochen.

Die Folgen liegen auf der Hand: frühzeitiger Haarausfall, Karies und Osteoporose.

> *Der Haarwuchs zeigt den „Kontostand" des noch vorhandenen körperchemischen Neutralisierungspotentials für Säuren an.*
>
> Peter Jentschura

Eine weitere Folge der Übersäuerung ist das Verklumpen der roten Blutkörperchen (Geldrollenbildung genannt), wie man es unter einem Dunkelfeld-Mikroskop sehr gut sehen kann. In diesem Fall können die roten Blutkörperchen nicht genügend Sauerstoff aufnehmen und transportieren. Das Milieu verändert sich durch diesen Sauerstoffmangel und Krankheiten sind dadurch Tür und Tor geöffnet.

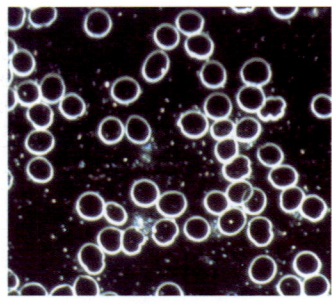

Dunkelfeldmikroskopie

Um Rückstände von Säuren im Körper (Schlacken) zu lösen und auszuleiten bietet sich eine Entsäuerungskur, wie sie beispielsweise von Peter Jentschura empfohlen wird, an. Eine solche Kur kann mit Flor Essence sehr wirksam unterstützt werden, denn der Tee ist ausgezeichnet geeignet, um Säuren aus dem Gewebe auszuleiten.

Darüber hinaus ist sinnvoll, eine Ernährung zu wählen, die wenig Säuren und andere Stoffwechselrückstände entstehen lässt. Hier wird eine überwiegend vegetarische Kost mit Obst, Gemüse, Hülsenfrüchten, Kräutern und Vollkornprodukten empfohlen. Experten raten zu einer Ernährung, die zu 80 Prozent basisch- und zu 20 Prozent sauer verstoffwechselt wird. Leider ist bei vielen Menschen heute das Verhältnis genau umgekehrt.

Säure-Basen-Tabelle

Basisch	Neutral	Sauer
Kartoffeln	Öl, kalt gepresst	Fleisch, Wurst
rohes Obst	Butter	Fisch, Eier
Trockenfrüchte	Milch	Käse, Quark
Gemüse	Buttermilch	Innereien
Gemüsesaft	Molke	Getreide
Salate	Kefir	Nüsse und Erdnüsse
Sojaprodukte	Kräutertees	Zucker (weiß, braun)
Kräuter	Stilles Mineralwasser	Brot, Teigwaren
		Kaffee, Schokolade
		Kohlensäurehaltige Getränke
		Alkoholika
		Hülsenfrüchte

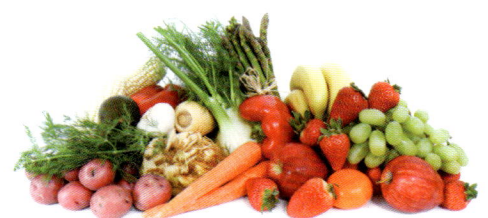

Mehr Obst und Gemüse essen!

Das Haus ihrer Seele: Der Körper

Stellen Sie sich einmal Ihr Haus oder Ihre Wohnung vor: Wie wohl Sie sich darin fühlen, hängt unter anderem davon ab, wie Sie darin Ordnung halten. Abfall und Gerümpel müssen immer wieder nach draußen gebracht werden, sonst fühlen Sie sich in ihrer eigenen Wohnung nicht mehr wohl. Ein verstopfter Abfluss, eine kaputte Dunstabzugshaube, ein übergelaufener Mülleimer sind ein anschauliches Beispiel für die Verschlackung in dem Haus unserer Seele, unserem Körper. Jetzt ist es höchste Zeit für eine Grundreinigung! Wer einmal eine Fastenkur oder aber auch eine mehrmonatige Kur mit Flor Essence gemacht hat, der hat am eigenen Körper verspürt, wie wohltuend ein solcher „Hausputz" wirkt. Der folgende Erfahrungsbericht zeigt, wie tiefgreifend eine Kur mit der 8-Kräutermischung sein kann:

*„Als langjähriger Lehrer war ich ausgebrannt und aufgebraucht. Aufregungen und Ärger im Dienst schlugen mir stets auf Magen und Darm. So litt ich unter unregelmäßigem Stuhlgang und Durchfall. Dadurch fühlte ich mich müde, schlapp und abgekämpft. Hinzu kamen Stirnkopfschmerz, regelmäßige Erkältungskrankheiten und Grippe. Ich hörte von der Kräutermischung und kann nun von mir sagen, dass sich **meine körperliche, geistige und seelische Verfassung enorm verjüngt hat.** Ich gehe nun zufrieden, froh und auch kreativ meinen täglichen Aufgaben nach und habe wieder meine alte, optimistische Lebenseinstellung erhalten. Die oben beschriebenen Schwierigkeiten sind allesamt behoben."*

Der Darm – Zentrum der Gesundheit

Stoffwechselrückstände lagern sich besonders gern im Darm ab. Der Dickdarm ist auch das Organ, das man am ehesten mit Schlacken in Verbindung bringt. Der Darm ist auch geradezu für alte Ablagerungen prädestiniert, denn seine innere Oberfläche weist unzählige Ausstülpungen auf. Wir haben es also hier nicht mit einem glatten Abfallrohr zu tun, sondern mit einem komplexen Organ mit einer riesigen Oberfläche von der Größe eines Tennisplatzes.

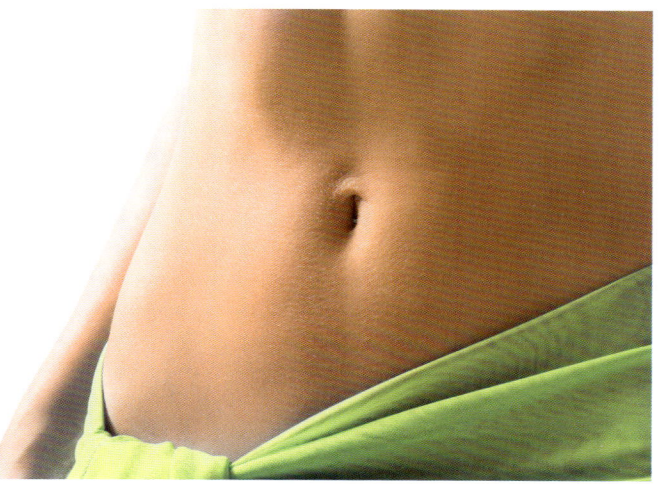

Es genügt schon, einige Tage an Verstopfung zu leiden, schon lagern sich Kotreste in den Wänden des Darmes ab. Ein amerikanischer Chirurg, der viele Leichen seziert hat, kam zur Erkenntnis, dass manche Menschen bis zu 10 Kilogramm Kotreste mit sich herumtragen.

Professor Ehret schreibt in seinem Buch über Fasten: *„Viele Menschen könnte man aufgrund ihrer Ablagerungen im Darm als lebende Jauchegruben bezeichnen."*

Da rund 80 % unseres Immunsystems im Darm lokalisiert sind, wird deutlich, welche Auswirkungen diese Rückstände auf unsere Gesundheit haben müssen. Ein verschlackter Darm beeinträchtigt nicht nur das Wohlbefinden sondern reduziert auch deutlich die Abwehrkräfte. Fasten, Einläufe, Colon-Hydrotherapie und darmreinigende Kräuter sind hier enorm hilfreich. Flor Essence unterstützt all diese Maßnahmen sehr effektiv, denn er ist – bei einer Dosis von 2 bis 4 Esslöffeln täglich – mild abführend.

Gleichzeitig hat die 8-Kräutermischung jedoch eine regulierende Wirkung. Das bedeutet, dass Flor Essence auch bei Durchfall wirksam ist. Selbst bei entzündlichen Darmerkrankungen liegen positive Berichte vor. Das ist auch nicht verwunderlich, denn viele der enthaltenen Kräuter wirken entzündungshemmend. Allerdings sollte in solchen Fällen, gerade zu Beginn der Einnahme, die Dosierung sehr gering (1 bis 2 Esslöffel pro Tag) sein. Ganz typisch ist folgender Anwendungsbericht:

„Nach viermonatiger Einnahme von Flor Essence hat sich mein Allgemeinzustand verbessert. Die Verdauung funktioniert besser, Bauchspeicheldrüse und Leber bereiten weniger Probleme, rissige Fingerkuppen sind schön verheilt!"

Wenn der Darm gereinigt ist, fühlen sich darin auch die gesundheitsfördernden Bakterien, auch Probiotika genannt, viel wohler. Dadurch verbessert sich das Milieu im Körper. Krankmachende Keime werden automatisch reduziert, das Immunsystem kann seine Arbeit wieder unbehindert verrichten. Auch auf unsere Psyche hat eine Darmreinigung einen positiven Einfluss. Darauf weist der bekannte Mediziner Dr. Rüdiger Dahlke immer wieder hin: „Der österreichische Fasten-Arzt F. X. Mayr ging davon aus, dass der Tod im Darm sitzt und erkannte in letzterem die Heimat aller Übel dieser Welt. Auf alle Fälle hat der Verdauungs- und damit Bauchbereich ganz entscheidend mit unserer Stimmung zu tun. Das können wir auf Grund der Serotonin-Thematik heute schon mit Sicherheit sagen, auch wenn wir die Logik unseres Bauchhirns noch gar nicht annähernd verstehen.

Wenn wir bedenken, dass nur 1 % des im Organismus kreisenden Serotonins im Gehirn landet und also 99 % im übrigen Körper und besonders im Darm, können wir ermessen, wie sehr unsere Verfassung vom Zustand des Verdauungstraktes abhängt."

Vorsicht Gift!

Als Giftstoffe, auch Toxine genannt, bezeichnen wir alle Substanzen, die unserem Körper schaden. In der Natur gibt es Giftpflanzen wie der grüne Knollenblätterpilz, der Schierling oder den Eisenhut. Doch damit kommen wir normalerweise nicht in Kontakt. In diesem Kapitel geht es um Toxine, mit denen wir täglich konfrontiert werden. Gemeint sind die Fremdstoffe, die nicht aus unserer natürlichen Umwelt stammen. Unser Körper hat deshalb für diese Giftstoffe wie Schwermetalle, Pestizide oder Weichmacher aus dem Plastik bisher keine Möglichkeiten entwickeln können, um sie wieder auszuscheiden. Sie lagern sich im Körper ab und führen zu den vielfältigsten Stoffwechselstörungen und Krankheiten. Unsere Vorfahren waren über Jahrmillionen nie mit diesen Giftstoffen konfrontiert, weil es sie schlichtweg in dieser Form nicht gab. Wenn sie doch schon vereinzelt vorhanden waren, wie zum Beispiel die Schwermetalle Quecksilber, Aluminium oder Cadmium, so kamen sie nur tief im Inneren der Erde vor. Erst im Zuge der Industrialisierung wurden sie an die Erdoberfläche und in die unmittelbare Umgebung des Menschen gebracht.

Der Gesetzgeber toleriert:

Konservierungsstoffe, Farbstoffe, Stabilisatoren, Geschmacksverstärker, Emulgatoren, Insektizide, Herbizide, Fungizide, Schwermetalle, Abgase, Elektrosmog, Mobilfunkstrahlung, Weichmacher in Plastik und weiteres.

Ihr Körper toleriert das auf Dauer nicht!

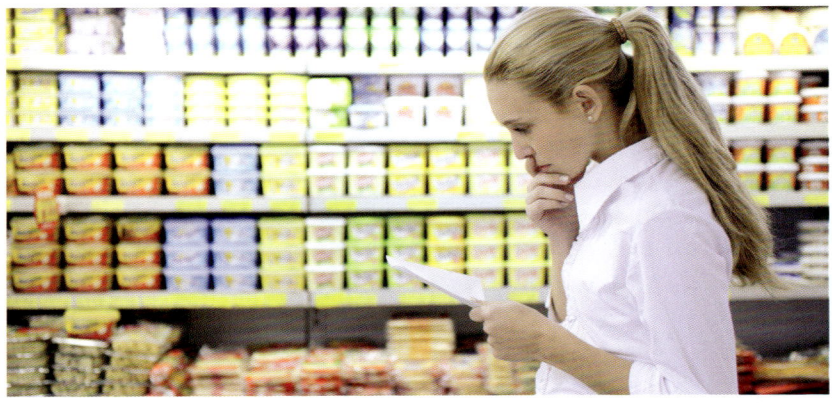

Welche Gifte belasten uns täglich?

An erster Stelle der Giftstoffe stehen die Schwermetalle. Sie richten nach Aussage der meisten Umweltmediziner den größten Schaden in unserem Körper an, allen voran das Quecksilber aus den Amalgamfüllungen. Jeder, der einmal Amalgamfüllungen im Mund hatte oder immer noch hat, ist damit belastet.

Der billige Füllstoff für Löcher in den Zähnen besteht zu 50% aus dem hochgiftigen Quecksilber. Etwa 75 Prozent der EU-Bürger tragen Amalgam im Mund, was rund 2.000 Tonnen reinem Quecksilber entspricht. Quecksilber reichert sich im Gehirn, in Nervenzellen sowie in Organen wie Schilddrüse, Niere, Leber und Darm an. Die tödliche Dosis wird mit 0,3 bis 3 Gramm angegeben. Ist es einmal im Körper, kann es nur sehr schwer wieder ausgeschieden werden. Je nach genetischer Disposition können die unterschiedlichsten Erkrankungen in der Entstehung begünstigt werden – Vor allem Krebs und Erkrankungen des zentralen Nervensystems wie Multiple Sklerose – Parkinson, ALS und Alzheimer.

Quecksilber kann eine Ursache von Alzheimer-Demenz sein

Dies ist das Ergebnis einer systematischen Literaturübersicht die im Journal of Alzheimer's Disease publiziert wurde. Forscher von der Europa-Universität Viadrina, dem Samueli Institut, der Northeastern University, Boston und ehemals an der Universitätsklinik Freiburg sichteten die gesamte experimentelle und klinische Literatur systematisch. Dabei kamen sie zu folgendem Ergebnis: Quecksilber ist eine der giftigsten natürlich vorkommenden Substanzen. Es ist gefährlich für Menschen und kann zu neurodegenerativen Krankheiten wie Alzheimer-Demenz führen, weil es bei Raumtemperatur verdampft und als Gas aufgenommen wird. Da Quecksilber die Blut-Hirnschranke ungehindert passieren kann, gelangt es über Nase und Blut direkt ins Gehirn und wird dort festgehalten. Hier kann es sich über die Lebenszeit hinweg ansammeln.

Richard Deth, einer der Mitautoren der Studie, stellte ein Modell vor, das aufzeigt, wie die Wirkweise von Quecksilber und die Alzheimer-Erkrankung zusammen hängen:

Quecksilber bindet sich fest an das Spurenelement Selen. Selenhaltige Proteine (Eiweiße) gehören zu einer Klasse von Molekülen, die der Körper verwendet um oxidativen Stress zu reduzieren. Dieser entsteht durch Stoffwechselprozesse im Gehirn und führt zu Alterung und schließlich zum Tod der Zelle. Wenn sich Quecksilber an Selen bindet, werden diese Prozesse beschleunigt und damit das Absterben von Nervenzellen im Gehirn gefördert.

In Europa leben wir ohnehin in einem Selen-Mangelgebiet. Und da Selen außerdem auch für die Schilddrüse und für viele Enzyme und das Immunsystem benötigt wird, ist es sinnvoll dem Körper Selen (genauso wie Zink) in gut verfügbarer Form zuzuführen.

Alzheimer ist enorm auf dem Vormarsch, schon jetzt leiden in Deutschland 1,1 Milionen Menschen an Demenz. Daher macht es Sinn, dem Körper immer wieder mal eine Kur mit dem Flor Essence Tee zu gönnen. Es ist in erster Linie die enthaltene Braunalge, die Schwermetalle bindet und sie über den Darm zur Ausscheidung bringt. Natürlich können Sie dazu auch parallel die Chlorella-Alge einsetzen, die ebenfalls Schwermetalle ausleitet. Oft ist es gerade die Kombination von mehreren guten Entgiftungsmitteln, die den gewünschten Erfolg bringt. Der folgende Erfahrungsbericht verdeutlicht dies:

„Offensichtlich findet die massive Ausleitung von belastenden Stoffen durch die kombinierte Wirkung von Flor Essence und Derivatio H (ein homöopathisches Mittel) statt. Eine Untersuchung (Elektroakupunktur nach Dr. Voll) hat ergeben, dass ich jetzt frei von Quecksilber, PCP, und Asbest bin."

Es würde den Rahmen des Buches sprengen, wollte man hier auf alle gesundheitlichen Wirkungen des Quecksilbers eingehen. Wenn Sie Amalgamfüllungen im Mund haben oder früher hatten, ist das Buch von Dr. med. Joachim Mutter: „Amalgam, Risiko für die Menschheit - Schwermetalle richtig ausleiten" absolut empfehlenswert.

Quecksilber kommt übrigens auch in Meersfischen vor, jedoch überwiegt die Gefahr im eigenen Mund bei weitem. Auch Energiesparlampen enthalten massive Mengen an Quecksilber – da wünscht man sich die gute alte Glühbirne wieder zurück...

Aluminium, Blei Cadmium und Co

Aluminiumverbindungen sind in fast jedem Deo und im billigen Speisesalz als Rieselhilfe enthalten. Aluminium gilt ebenfalls als ein Risikofaktor für die Entstehung von Alzheimer.

Da sich im Bereich der Achselhöhlen die Hauptlymphknoten des Körpers befinden, stehen aluminiumhaltige Deos außerdem stark im Verdacht, die Entstehung von Brustkrebs zu begünstigen. Darüber hat der Arzt Dr. W. Mauch ein Buch geschrieben. Es trägt den Titel „Die Bombe unter der Achselhöhle".

Aluminiumfolie, die in fast jedem Haushalt vorhanden ist, reagiert gerne mit sauren Speisen. Angeschnittenes, saures Obst wie Ananas, Orangen und Zitronen, das darin eingewickelt wird, löst leicht Aluminium aus der Folie heraus und transportiert es auf diesem Weg in den Körper.

Blei war bis in den 80-er Jahren Bestandteil im Benzin. Eine Gefahr geht heute nur noch von Altbauwohnungen aus, deren Wasserleitungen zum Teil noch aus Bleirohren bestehen. Heute fahren wir bleifrei, haben dafür aber Palladium in den Katalysatoren unserer Autos. Als die ersten Kat-Autos auf den Markt kamen, schrieb der bekannte Arzt Professor Nieper ein Buch mit dem Titel: „ Katalysator - der steuerbegünstigte Lungenkrebs." Palladium ist leider auch als Bestandteil in vielen Zahn-Goldfüllungen enthalten.

Cadmium ist ein Schwermetall, das in der Industrie oft eingesetzt wird. Es kommt unter anderem vor in: Farben, Kunststoffen, Batterien, in der Metallverarbeitung, in Rostschutzmitteln, in Lampen, Solarzellen und Düngemitteln. Seit vielen Jahren ist es in der Nahrungskette angekommen. Besonders Pilze reichern gerne diesen giftigen Stoff an. Auch Zigaretten enthalten Cadmium.

Die Wirkung von Schwermetallen im Körper

- Nierenschädigung
- Begünstigung von Osteoporose
- Schäden am Zentralnervensystem
- Schäden am Immunsystem
- Schädigung der Enzymsyteme
- Störungen in der Fortpflanzung und eventuell sogar Unfruchtbarkeit
- Psychische Störungen, Gehirnschäden
- Mögliche DNA-Schäden und Krebsentstehung

Die oben genannten Punkte treffen übrigens auf fast alle Toxine zu.

Pestizide? Nein Danke!

Nach den Schwermetallen sind die Giftstoffe aus der konventionellen Landwirtschaft als Faktor für eine zunehmende Gesundheitsbelastung zu nennen: Hormone, Antibiotika, Medikamente und Pestizide. Sie sind ganz besondere Giftcocktails. Pestizide werden von der chemischen Industrie lieber „Pflanzenschutzmittel" genannt, das klingt so wunderschön harmlos.

Pestizide rückten erstmals 1962 als große Gefahr für Mensch und Natur ins öffentliche Bewusstsein. Damals erschien das Sachbuch „Der Stumme Frühling" („Silent Spring") der Biologin Rachel Carson. Das Buch gilt als Klassiker der populären Umweltliteratur, viele betrachten es sogar als Ausgangspunkt der weltweiten Umweltbewegung. Die Pestizidbelastung belief sich 1997 allein in den USA auf 1,2 Billionen Pfund pro Jahr, was einer Belastung von etwa 2,5 kg pro Person und Jahr entspricht.

In der Europäischen Union sind heute rund 500 Pestizide zugelassen. Weltweit werden etwa 5.000 verschiedene Pestizide verwendet. Ein anderes, sehr ehrliches Wort ist Biozid, was „Leben töten" bedeutet.

Nicht nur die „Schädlinge" sondern auch Menschen, Tiere und Bodenlebewesen werden durch das Gift geschädigt. Die Weltgesundheitsorganisation (WHO) schätzt, dass jährlich weltweit 20.000 Menschen an den Folgen einer Pestizidvergiftung sterben. Eine Langzeituntersuchung in Kalifornien zeigte, dass Beschäftigte in der Landwirtschaft 60 bis 70 % häufiger von bestimmten Krebsarten betroffen sind. (Quelle: Greenpeace)

Mit unserer Nahrung konsumieren wir nicht die riesigen Mengen wie Arbeiter in der Landwirtschaft, aber es summiert sich. Ein Apfel oder eine Banane werden pro Wachstumsperiode bis zu 36-mal gespritzt. Gemüse aus Spanien kam in den letzten Jahren immer wieder mal in Verruf, weil die Grenzwerte für Pestizidrückstände überschritten wurden.

Pestizide können das Erbgut verändern, die Zellteilung schädigen, das Immunsystem und den Hormonhaushalt beeinträchtigen sowie die Entstehung von Allergien, Parkinson und Krebs begünstigen. Und weil sie in den meisten Fällen fettlöslich sind, reichern sie sich im Fettgewebe von Menschen und Tieren an und können nicht einfach wieder ausgeschieden werden.

Toxikologen weisen immer wieder darauf hin, dass die entsprechenden gesetzlichen Grenzwerte viel zu hoch angesetzt sind. Es gibt kaum Langzeituntersuchungen und die Wechselwirkungen mit anderen Giften wurden bisher noch gar nicht erforscht. Auch die besondere Gefährdung von Kindern, Schwangeren und ohnehin schon Kranken wird bei der Festlegung von Grenzwerten nicht berücksichtigt.

Daher lautet die Empfehlung ganz klar:

1. Möglichst nur noch Bio-Lebensmittel kaufen! Der Umwelt, den Landwirten, nachfolgenden Generationen und Ihrem Körper zuliebe.

2. Regelmäßig Entgiften

Erschreckende Erkenntnisse vor der Europawahl 2005:

Im Blut von 40 EU-Abgeordneten konnte der WWF einen Giftcocktail von 76 Chemikalien nachweisen. In den Adern der Parlamentarier flossen Rückstände von bromierten Flammschutzmitteln, polychlorierten Biphenylen (PCB's), Pestiziden und vieles mehr. Die meisten diese Stoffe werden für eine Vielzahl von Produkten eingesetzt – für die Behandlung von Textilien, für Bauteile von Computern oder die Beschichtung von Bratpfannen. „Man muss davon ausgehen, dass die meisten Europäer im Durchschnitt ähnlich hoch belastet sind", kommentiert Dr. Ninja Reineke, Chemikalienexpertin des WWF.

Die Analysen zeigen sehr deutlich, dass die Industrie ihre Chemikalien nicht angemessen kontrollieren kann. Das Blut der Politiker wurde auf das Vorkommen und die Konzentration von 101 synthetischen Chemikalien untersucht. Jede Versuchsperson hatte mindestens 13 der untersuchten Stoffe im Blut, eine sogar insgesamt 54 Stoffe!

(Quelle: WWF)

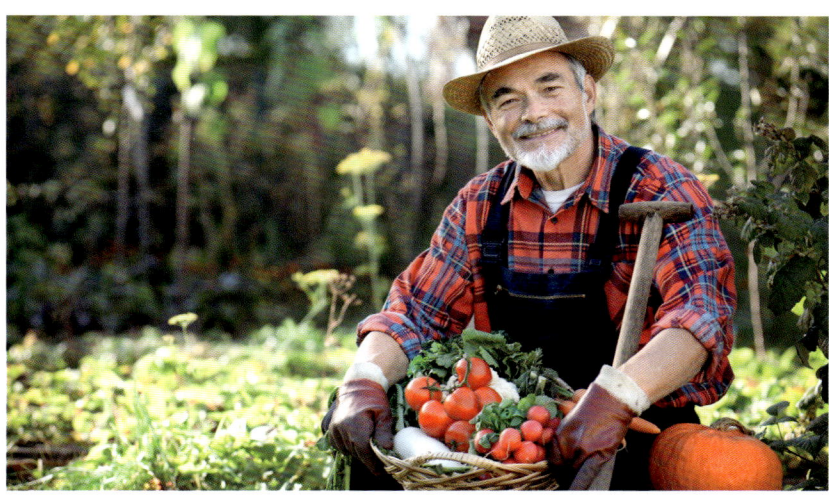

Wie Sie Pestizide wieder los werden ...

Pestizide, Holzschutzmittel und Weichmacher aus Plastik sind fett-löslich und lagern sich daher gerne in unserem Fettgewebe ab. Auch in Nervenzellen und im Gehirn, das ja zu einem Großteil aus Fett besteht. Daher kann man Pestizide zum Glück mit gutem Fett wie-der aus dem Körper herausbekommen. Dies hat der Fettforscher Dr. Udo Erasmus vor über 20 Jahren am eigenen Leib erfahren. Täg-lich zwei Esslöffel Omega-3-haltiges Öl einnehmen, natürlich aus Bio-Anbau, sind eine gute Maßnahme, um fettlösliche Toxine aus-zuscheiden. Übrigens: Auch bei Tieren lagern sich die Pestizide im Fettgewebe ab. Daher sollten Sie bei fetthaltigen Lebensmitteln wie Butter, Sahne, Käse und Eiern unbedingt auf Bio-Qualität achten.

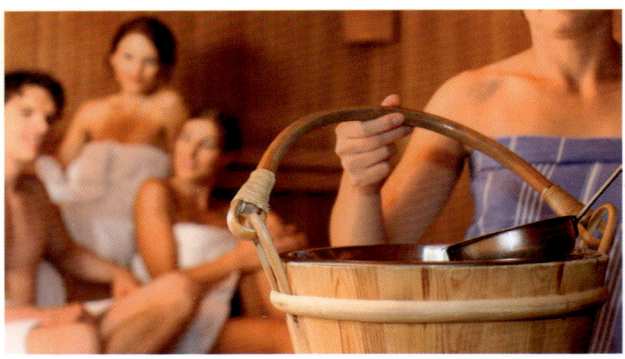

Hier eine sehr sanfte und wirkungsvolle Methode, um fett-lösliche Toxine über die Haut wieder aus dem Körper aus-zuscheiden: In die Sauna gehen und vorher den Körper mit Kokosöl einreiben. Das Fett in Verbindung mit der Wärme zieht die Gifte regelrecht aus dem Körper heraus. Noch bes-ser, auch in Bezug auf Schwermetalle, ist die Infrarot-Sau-na. Dort ist die Temperatur niedriger, die Wärme dringt aber tiefer in das Gewebe. Es werden hier bis zu 30% mehr Gifte über die Haut abgegeben.

Der schleichende Selbstmord mit Messer und Gabel

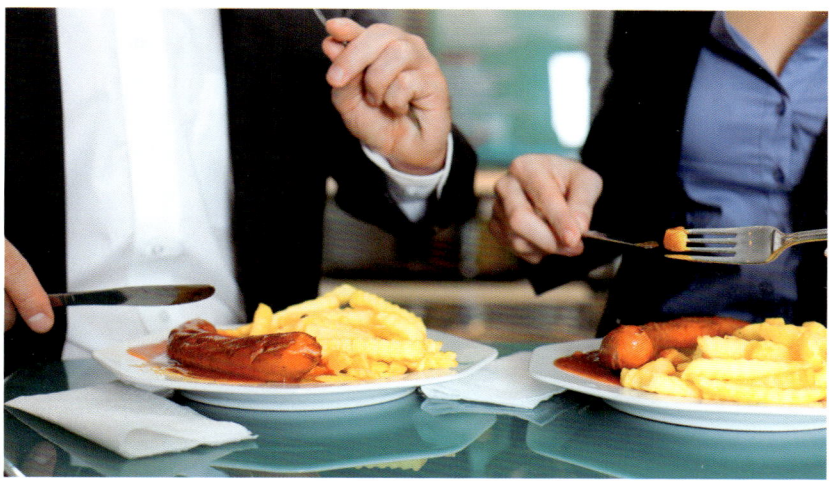

Bereits in den 70-er Jahren des letzten Jahrhunderts erschienen die ersten Bücher, die vor künstlichen Zusatzstoffen in der Nahrung warnten. „Chemie in Lebensmitteln" und „Iss und Stirb", waren über Monate Bestseller. Hat sich seit der Zeit etwas geändert? Ein geringer Prozentsatz der Verbraucher achten seitdem eher auf die Zutatenlisten oder sind ganz auf Bio-Produkte umgestiegen. Doch die Anzahl der Zusatzstoffe ist nicht weniger geworden.

Auf den Lebensmittelpackungen sind sie mit E-Nummern gekennzeichnet. Nicht jeder dieser Zusatzstoffe ist bedenklich. E-110 bis E-163 umfasst die Farbstoffe. Dazu gehören natürliche wie Kurkumin, Chlorophyll, Lutein, Lycopin und ß-Carotin. Es gibt aber in dieser Reihe auch künstlich hergestellte Azofarbstoffe wie Tartrazin, Patentblau und Brilliantschwarz. Manche dieser Zusatzstoffe stehen stark in Verdacht Allergien auszulösen.

Antioxidantien verbergen sich hinter den E-Nummern 300 bis 321. Eigentlich etwas Gutes könnte man meinen. Jeder Ratgeber über Anti-Aging-Medizin empfiehlt Antioxidantien als Schutz vor freien Radikalen. Doch Achtung, es macht logischerweise einen Unterschied, ob es sich um natürliches, aus Pflanzen gewonnenes Vitamin E handelt, wie bei E-306 oder um synthetisch hergestelltes (E-307 bis E-309). Ein Antioxidationsmittel mit dem Namen Butylhydroxytoluol (E-321) möchte doch niemand wirklich in seinem Essen haben. Oder?

Essen wir uns dumm und dämlich?

Der Journalist Hans-Ulrich Grimm wurde durch seine Bücher über die Machenschaften der Lebensmittelindustrie bekannt. „Die Suppe lügt" und „In Teufels Küche" lesen sich wie ein Kriminalroman, sind aber bittere Realität. In seinem neuesten Werk „Die Ernährungslüge" deckt er auf, wie uns die Lebensmittelindustrie mit legalen Zusatzstoffen regelrecht um den Verstand bringt. Seit etwa 1950 stieg der IntelligenzQuotient (IQ) über 40 Jahre stetig an. In den 90-er Jahren kam es zu einem Stillstand, und seit 1999 ist sogar ein Rückschritt zu verzeichnen. Möglicherweise hat der viereckige Kasten in unserem Wohnzimmer mit dazu beigetragen. Hirnforscher wie der Ulmer Dr. Manfred Spitzer sind sich dessen sogar sehr sicher.

Aber es gibt noch einen weiteren Grund: Künstliche Farbstoffe, der Süßstoff Aspartam, der Geschmacksverstärker Glutamat, Stabilisatoren, Transfettsäuren und weitere Zusatzstoffe beeinflussen massiv unseren Gehirnstoffwechsel. In Light-Produkten, Fastfood, Gummibärchen, Pudding und Fertiggerichten stecken Chemikalien, die unsere körperliche und geistige Gesundheit bedrohen.

Glutamat – der tägliche Wahnsinn aus dem Supermarkt

Glutamat ist als Geschmacksverstärker in fast jedem Fertiggericht enthalten. Es steckt unter anderem in Wurst, Tütensuppen, Fertigsoßen, Würzmischungen und Knabbereien wie Kartoffelchips.

E-620 bis E-625 sind die Codenummern. Auch hinter Begriffen wie Fleischextrakt, Aroma, Hefeextrakt, Würze und Speise- oder Sojawürze verbirgt sich Glutamat.

Der weit verbreitete Geschmacksverstärker regt den Appetit an und stört die Fettverbrennung. Zwei gute Vorraussetzungen, um zuzunehmen. Wenn Sie im China-Restaurant Essen gehen, kann es sein, dass sie hinterher über Kopfschmerzen, Übelkeit, Hitzewallungen und Herzklopfen klagen. Die Ärzte haben für diese Symptomatik bereits seit langem einen Namen gefunden: „Das Chinarestaurant-Syndrom".

Kopfschmerzen und Übelkeit sind am Tag darauf wieder weg. Was viel bedenklicher ist, sind die Langzeitschäden. Glutamat steht in Verdacht Nerven- und Gehirnzellen zu schädigen und so Erkrankungen wie Alzheimer, Parkinson und Multiple Sklerose zu begünstigen. „Zuviel Glutamat bringt uns um den Verstand", sagt der Alzheimer-Forscher Professor Konrad Beyreuther. In Tierversuchen konnte man bereits 1969 eine Schädigung des Gehirns nachweisen. Daraufhin durfte es nicht mehr in Babynahrung verwendet werden. Schon etwas unlogisch, denn wenn eine Substanz das Gehirn von Mäusen und Babys angreift, dann auch das von Kindern, Erwachsenen und Senioren – oder?

Die bittere Wahrheit über den Süßstoff Aspartam

Wohl kaum ein Süßstoff ist so umstritten wie Aspartam. Er findet Verwendung in Kaugummies, Softdrinks und Light-Getränken. Weltweit gibt es schon 9.000 Produkte, die diesen Zuckerersatzstoff enthalten. Synonyme sind: Nutra-Sweet, Equal, Canderel, Sanectar, oder einfach E-951. Wenn irgendwo „Zuckerfrei" drauf steht, ist mit großer Wahrscheinlichkeit E-951 drin. Per Zufall wurde Aspartam 1965 von einem Chemiker bei der Synthese eines Peptidhormons entdeckt.

Aspartam hat ebenso viele Kalorien wie herkömmlicher Zucker, aber die 180- fache Süßkraft. Zudem hat er nicht den leicht bitteren Nachgeschmack, den andere künstliche Süßstoffe mit sich bringen.

Soweit die guten Nachrichten. Die Hiobsbotschaft: Beim Abbau im menschlichen Körper können Gifte entstehen, die Gedächtnisverlust, Depression, Nervenschäden und Krebs verursachen können. Wenn Sie in der Internetsuchmaschine Google das Stichwort Aspartam eingeben, erhalten Sie 1.400.000 Ergebnisse.

Nach dem Studium der ersten Seiten, rühren Sie sicherlich kein Produkt mehr an, in dem das süße Gift enthalten ist. Ganz legal wohlgemerkt!

Im Körper wird Apsartam wieder in seine Grundsubstanzen zerlegt: Asparaginsäure, Phenylalanin und Methanol. Letzterer Stoff ist auch als Fusel-Alkohohl bekannt. Er kann Sehnerven bis zur Erblindung schädigen. Wird Methanol im Körper weiter abgebaut, entsteht daraus Ameisensäure und Formaldehyd (das Gift, das früher Sperrholzmöbel ausgegast haben).

Phenylalanin ist eine essentielle Aminosäure. Gefährlich ist sie primär für Menschen, die unter Phenylketonurie (PKU), einer Stoffwechselstörung leiden. Dann reichert sich das Eiweiß im Gehirn ab und kann zu Epilepsie und Hirnschäden führen. Außerdem können Verhaltensstörungen mit Hyperaktivität, Aggressivität, Zerstörungswut, Erregungszuständen und Zornesausbrüchen auftreten. Phenylalanin kann sich aber auch beim gesunden Menschen im Gehirn anreichern, wenn er regelmäßig Aspartam zu sich nimmt. Kopfschmerzen, Gedächtnisverlust, Stimmungsschwankungen bis hin zu Schizophrenie und Depression können die Folge sein.

Asparaginsäure schadet nur, wenn es die Blut-Hirnschranke überwindet. Im Kindesalter ist diese Schutzbarriere noch gar nicht richtig entwickelt. Zudem wird sie durch Quecksilber nachhaltig geschädigt. Schon ein kurzes Handygespräch von zwei Minuten öffnet die Blut-Hirnschranke. Das bedeutet, es kommen Gifte ins Gehirn, die unter normalen Umständen draußen bleiben würden. Gelangt Asparaginsäure in unser Denkerstübchen, werden Neuronen (Hirnzellen) geschädigt. Die möglichen Folgen haben wir bereits besprochen: Alzheimer, Parkinson, MS, ALS und hormonelle Probleme.

An dieser Stelle noch ein Buchtipp: „Wenn Gifte auf die Nerven gehen" von dem Umweltmediziner Klaus-Dietrich Runow.

Soweit zum Problem Gift in unserer täglichen Nahrung. Lösen können wir das nur, wenn wir noch bewusster einkaufen. Wenn wir unsere Lebensmittel beim Händler unseres Vertrauens besorgen und diese dann auch noch selbst zubereiten, sind umstrittene Zusatzstoffe für uns kein Thema mehr. Das Ganze hat ja zwei Aspekte. Zum einen muten wir unserem Körper mit Fertiggerichten und Fast-Food Stoffe zu, die er nicht tolerieren kann, zum anderen werden ihm wichtige Vitalstoffe wie Vitamine, Mineralstoffe, natürliche Antioxidantien und essentielle Fette vorenthalten.

Neben Schwermetallen, Pestiziden und Zusatzstoffen werden wir heute mit vielen weiteren Toxinen konfrontiert: Gifte in Textilien, Lösungsmittel, Holzschutzmittel und Weichmacher aus Plasikverpackungen. Dazu noch die Genussgifte: Alkohol, Nikotin, Koffein. Bei vielen kommen noch Medikamente dazu wie Antibiotika, Impfstoffe, Blutdrucksenker, Aspirin, Statine, Schmerzmittel und so weiter.

Was sind erste Anzeichen für die Notwendigkeit einer Entgiftung und Entschlackung?

- Müdigkeit
- Kopfschmerzen
- Konzentrationsstörungen
- Allergien
- Körpergeruch
- Entzündungen
- Muskelschmerzen
- Schlafstörungen
- Hautanomalien
- Verstopfung oder Durchfall
- Zittern

Wir haben uns an diese Unpässlichkeiten gewöhnt. Treten Sie nur hin und wieder auf, denken wir uns zunächst nicht viel dabei. Doch irgendwann nehmen sie vielleicht zu und spätestens dann werden wir stutzig. Endlich! Denn sie sind nicht normal, sondern erste Anzeichen einer Vergiftung.

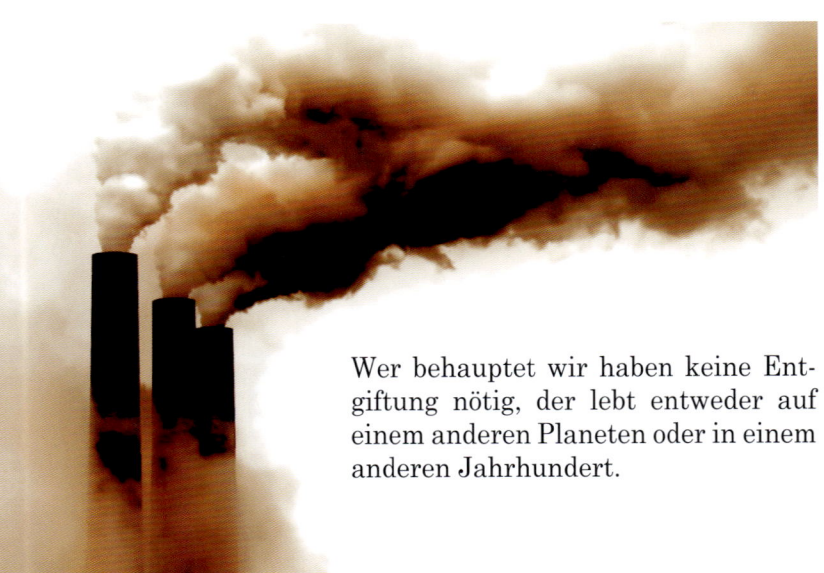

Wer behauptet wir haben keine Entgiftung nötig, der lebt entweder auf einem anderen Planeten oder in einem anderen Jahrhundert.

Wo lagern die Gifte in unserem Körper?

Unser Körper hat ein Notfall-Programm: Tauchen große Mengen Gift auf, werden sie zunächst an Stellen in unserem Organismus abgelagert, wo sie den reibungslosen Ablauf unserer Körperfunktionen am wenigsten stören: im Bindegewebe, im Fettgewebe und in den Gelenken.

Man kommt aus dem Staunen nicht heraus, wenn man sieht, wie weise die Natur beziehungsweise unser innerer Arzt ist. Um unser Erbgut in den Zellen zu schützen, sind unsere Zellmembranen, das heißt die äußere Hülle der Zellen, nicht für alles durchlässig. Forscher sprechen inzwischen sogar von einem „Zellbewusstsein." Eine gesunde, funktionsfähige Zelle kann entscheiden: Lass ich jetzt diesen Stoff rein? – oder lieber nicht!

Auch die Zellmembran muss vor Toxinen geschützt werden. Laut dem Biologen Bruce Lipton ist sie sogar noch wichtiger, als der Zellkern. Durch die heutige Flut von Toxinen gelangen diese leider auch in die Zellen, sogar bis in die Gehirnzellen. Doch auf Dauer sind sie dort nicht am richtigen Platz! Denn das Bindegewebe oder unser Gehirn hat andere Aufgaben, als die Deponie für Schadstoffe zu sein.

Entgiftung in 3 Schritten

Nach all diesen Informationen über Gifte drängt sich eine Frage auf: Wie können wir unseren Körper von diesen Giften wieder befreien? Durch Entgiftung! Mit Entgiftung schaffen Sie Platz für Gesundheit. Entgiftung ist Großputz in Ihrem Körper!

Der Entgiftungsprozess erfolgt in drei wichtigen Stufen:

1. Stufe: Lösen der Gifte
2. Stufe: Binden der Gifte
3. Stufe: Ausscheiden der Gifte

Übertragen auf unser Bild mit dem Körperhaus bedeutet dies folgendes: Das Lösen der Gifte entspricht in unserem Haus dem Hervorholen des Mülls aus den verschiedenen Ecken. Der Müll wird in den Hausgang geschafft und ist jetzt quasi wieder präsent, stört nun jedoch mehr als vorher!

In unserem Körper werden die Giftstoffe ebenfalls aus ihren Ecken (= Depots) herausgeholt und behindern damit zunächst wieder den Stoffwechsel! Da stören sie natürlich und können - wenn sie nicht schnell genug entfernt werden - unter Umständen auch wieder die alten Symptome hervorrufen.

Daher ist es wichtig, die Gifte so schnell wie möglich zu binden. Denn in unserem Haus liegt der Müll ja jetzt im Hausgang und ist allen im Weg. Die Gefahr ist groß, dass man darüber stolpert oder dass ihn jemand einfach wieder in eine andere Ecke räumt und die Tür dahinter zumacht. Wir packen also den Müll am besten schnell in große Mülltüten und Kartons. So kann man ihn leichter transportieren.

In unserem Körper werden die frei kursierenden Gifte an andere Substanzen, quasi Transportmoleküle, gebunden. Diese Verbindungen sind stabil und ermöglichen es, dass die Gifte leichter ausgeschieden werden können und nicht wieder an anderen Stellen im Körper abgelagert werden. Zink, Selen, Ballaststoffe und Pektin (in Äpfeln) können Giftstoffe binden. Auch Alginate (in der Braunalge) und die Schleimstoffe in der 8-Kräutermischung binden Toxine aller Art.

Am Ende des Prozesses steht das Ausscheiden der Gifte. In unserem Haus nehmen wir den zusammengepackten Müll und tragen ihn nach draußen. Es ist relativ einfach, denn er ist ja schon gut vorbereitet dafür: Der Müll befindet sich in Behältern und liegt schon im Hausgang bereit.

In unserem Körper können die gebundenen Gifte jetzt durch die Ausscheidungsorgane Niere, Darm und über die Haut entsorgt werden. Wie bereits erwähnt ist die 8-Kräuter-Teemischung Flor Essence ein ebenso einfach umsetzbares wie preiswertes Mittel, um unseren Körper bei diesem täglichen Entgiftungsprozess hochwirksam zu unterstützen. Sie spüren dies auch. Bei vielen färbt sich anfangs der Urin dunkler, das Volumen des Stuhlgangs nimmt zu.

Oftmals zeigen sich auch leichte Pusteln auf der Haut, vor allem wenn Leber, Niere und Darm mit der Entgiftung nicht mehr nachkommen.

Flor Essence leistet alle drei Stufen im Entgiftungsprozess: Es löst Gifte, bindet sie und bringt sie schließlich zur Ausscheidung. Die spannende Frage dabei ist: Wie können einfache Kräuter derart wirksam sein, dass sie sogar Schwerkranke zu einer deutlichen Besserung verhelfen? Welche Wirkstoffe enthalten die Kräuter? Im nächsten Kapitel erfahren Sie mehr über die 8 Kräuter.

8 Heilkräuter für ein Leben in bester Gesundheit

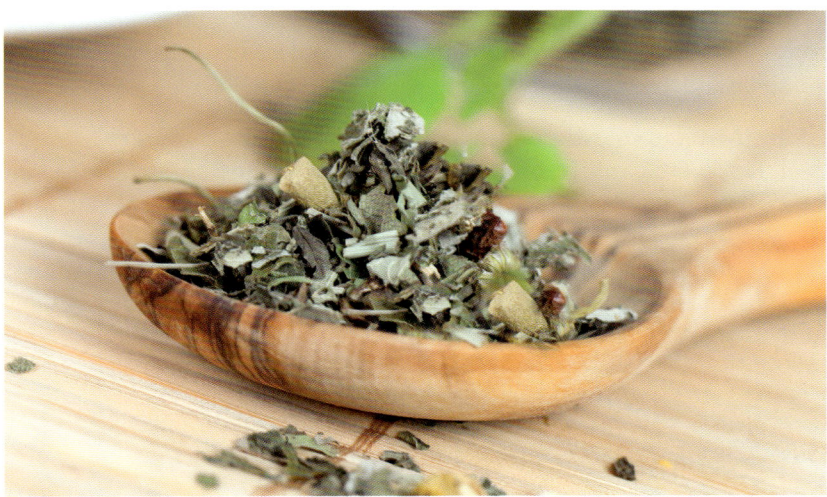

Sie kennen sicher das berühmte Zitat von Aristoteles „Das ganze ist mehr als die Summe seiner Teile". Ein Musikstück wie Beethovens Neunte auf einem einzelnen Instrument zu hören kann seinen Reiz haben. Die ganze Wirkung einer Symphonie entfaltet sich jedoch erst in einem Orchester, das harmonisch miteinander spielt. Wir kennen viele solcher Beispiele.

Elf Fußballspieler, die wie wild auf einen Ball eindreschen, sind noch lange keine Mannschaft. Erst wenn sie ein eingespieltes Team sind, jeder den anderen unterstützt, wenn sie sich gegenseitig die Bälle zuspielen, können sie gewinnen. Ähnlich sieht es in erfolgreichen Firmen aus. Wenn jeder an seinem Platz sein Potential ausschöpfen kann, wenn alle gemeinsam an einem Strang ziehen, Mitarbeiter gefördert werden, jeder seine Talente einbringt, dann stellt sich der Erfolg unweigerlich ein.

Wir sprechen in diesem Zusammenhang gerne von dem Synergie-Effekt. Der Begriff kommt aus dem griechischen: synergía = die Zusammenarbeit. Gemeint ist damit das Zusammenwirken von Lebewesen, Stoffen oder Kräften im Sinne von „sich gegenseitig fördern" bzw. einem daraus resultierenden gemeinsamen Nutzen. Würde man das Prinzip der Synergie in der Sprache der Mathematik ausdrücken wollen, dann ergäbe eins plus eins nicht zwei, sondern fünf.

In der Natur gibt es unendlich viele Beispiele für Synergie-Effekte. Auch in der Kräuterheilkunde. Die Schwedenkräuter nach Maria Treben sind ein bekanntes Beispiel für die synergetische Wirkung bei Heilpflanzen. Die Pflanzen wie Aloe, Myrre, Angelikawurzel, Safran, Rhabarberwurzel und so weiter wirken einzeln genommen bei ganz spezifischen Erkrankungen. Zusammen in der fein aufeinander abgestimmten Kombination, werden sie zu einer Art Allheilmittel.

Ein weiteres Beispiel ist die 7-Kräutermischung nach Bertrand Heidelberger mit verdauungsfördernden Kräutern: Fenchel, Anis, Kümmel, Schafgarbe, Wacholder, Wermut und Bibernell. Jedes der Kräuter ist für sich alleine schon gut. So galt früher der Spruch: *„Hast du Bibernell zur Stell, stirbst du nicht so schnell"*. Doch Achtung - manche bitteren Kräuter wie Wacholder oder Wermut sollten Sie einzeln nicht über einen längeren Zeitraum nehmen. In der Kombination sieht das anders aus. Hier gibt es keine unangenehmen Überraschungen. Was das eine Kraut nicht hat, spendet das andere. Ist der eine Wirkstoff sehr stark, wird er durch einen anderen ausgeglichen.

Die 8 Kräuter in Flor Essence entfalten ihr ganzes Potential erst, wenn Sie zusammen in einem bestimmten Mischungsverhältnis eingenommen werden. Auch die Zubereitung spielt eine Rolle, wie wir später noch sehen. Wie in einem Orchester hat jedes Kraut seine Stärken, seine Funktion und seine Aufgabe. Im vorherigen Kapitel haben wir gesehen, dass drei Stufen bei der Entgiftung wichtig sind. Die Kräuter in Flor Essence tragen in einzigartiger Weise dazu bei, dass Giftstoffe gelöst, gebunden und ausgeschieden werden können.

Das Lösen übernimmt beispielsweise der Sauerampfer. Die Ulmenrinde bindet Gifte und die Rhabarberwurzel unterstützt die Ausscheidung. Die besondere Wirkung erzielen die Kräuter aber nur in ihrer Gesamtheit und in der richtigen Zusammensetzung. Nur dann können alle Bestandteile ihre volle Wirksamkeit entfalten.

Weiterhin fördern die 8 Kräuter die Immunabwehr, das heißt Allergien und Infekte nehmen ab, Krankheiten können ausheilen. Sie fördern die Zellerneuerung, was bedeutet, dass der Alterungsprozess sich verlangsamt. Der Indianertee hat auch eine starke antioxidative Wirkung. Dies unterstützt einerseits die Genesung, andererseits verzögern die Antioxidantien ebenfalls den Alterungsprozess. Darüber hinaus sind diese 8 Kräuter dazu geeignet, Energie im Körper bereitzustellen, was dazu führt, dass Sie sich leistungsfähiger fühlen.

Die 8 Kräuter haben eine natürliche, beruhigende Wirkung. Man kann besser mit Stress umgehen und schläft meist besser. Heute weiß man, wie wichtig der Faktor Schlaf für unsere Gesundheit ist. Heilungs- und Regenerationsprozesse, Verjüngung, ein besseres Gedächtnis, selbst eine gute Figur schreibt man einem guten, tiefen Schlaf zu.

Jedes der 8 Kräuter hat besondere Eigenschaften und Wirkungen. Die nachfolgenden Ausführungen machen deutlich, warum diese Teemischung so Unglaubliches bewirken kann.

In der Beschreibung der einzelnen Kräuter erfahren Sie einiges über die Herkunft, das Vorkommen, die Wirkstoffe und die Anwendungsgebiete. Sie erfahren auch, wie die Pflanzen als homöopathisches Mittel wirken. Spätestens seit dem die Bachblüten bei uns bekannt wurden, wissen wir, dass Essenzen von Kräutern auch auf die Seele des Menschen einen positiven Einfluss haben. Daher ist der Vollständigkeit halber auch diese Wirkung angegeben.

Klettenwurzel

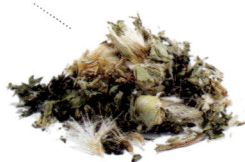

Benediktenkraut

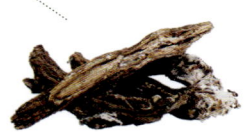

Braunalge

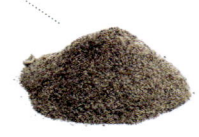

Rotkleeblüten

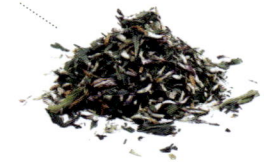

Rhabarberwurzel

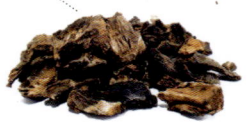

Sauerampfer

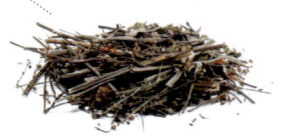

Ulmenrinde

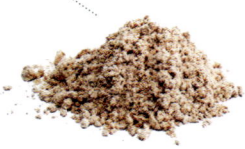

Brunnenkresse

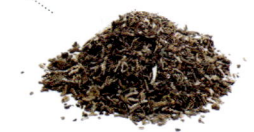

Die Wirkungen der 8 Kräuter

Der Tee wird immer sehr nützen bei jedem Zustand, der dem Körper zu schaffen macht.

Dr. Brusch

- Giftstoffe aller Art werden über den Darm und die Harnwege ausgeschieden.

- Die Abwehrkräfte werden reguliert. Ein überaktives Immunsystem wie bei einer Allergie wird gedämpft, ein schwaches Immunsystem wird gestärkt.

- Die Kräuter wirken antioxidativ d. h.: Wir sind besser vor freien Radikalen geschützt.

- Die Kräuter sind entzündungshemmend sprich, sie wirken therapeutisch und präventiv gegen alle Erkrankungen, die mit Entzündungen einher gehen wie: Rheuma, Diabetes, Herzinfarkt, Schlaganfall, Morbus Crohn, Colitis Ulcerosa, Alzheimer, Multible Sklerose, Fibromyalgie und Krebs.

- Schmerzen können zurückgehen oder ganz verschwinden.

- Viele Blutwerte verbessern sich

- Der Energiepegel kann steigen

- Der Schlaf verbessert sich

Wichtig für Krebspatienten:

✓ Die Aktivität der Makrophagen (Fresszellen) und anderer Abwehr-
zellen wird gesteigert.

✓ Der Appetit kann wieder zunehmen.

✓ Die schädlichen Nebenwirkungen von Chemotherapie und Bestrahlung werden gemindert.

✓ Apoptose wird eingeleitet d. h.: Krebszellen können wieder absterben.

✓ Die Neubildung von Blutgefäßen die den Tumor versorgen, wird unterbunden, so bilden sich weniger neue Krebszellen.

✓ Der Körper wird gründlich entgiftet, was bei Krebs enorm wichtig
ist.

✓ Das Milieu des Körpers verbessert sich durch die Regulierung des
Säure-Basen-Haushaltes.

✓ Die meisten der 8 Kräuter wirken gegen Bakterien, Viren und
Pilze.

✓ Die Mehrzahl der 8 Kräuter werden traditionell in vielen Kulturen
gegen Krebs eingesetzt.

Klettenwurzel

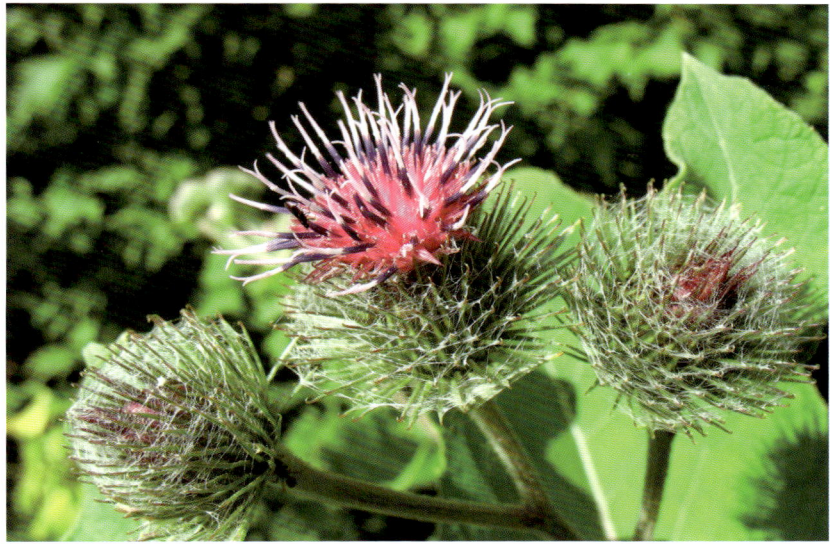

Klette

Blutreiniger mit „Bärenkräften"

Sie hat Blätter wie Elefantenohren, Blütenkörbchen mit vielen Widerhaken und eine mächtige Pfahlwurzel. Die Klette gehört zur Familie der Korbblütler und wird auch Igelblume oder Haarreißer genannt – wahrscheinlich wegen ihrer recht anhänglichen Wirkung.

Weniger bekannt ist sie als köstliches Wurzelgemüse (in Asien darf sie in keiner Suppe fehlen, in Russland wird sie mit Sauerampfer zu leckerem Mus verarbeitet) und vor allem für ihre bemerkenswerte Heilkraft. Ihr Hauptbestandteil Inulin zählt zu den Polysacchariden. Inulin reinigt das Blut, stärkt den Organismus, reguliert den Blutzuckergehalt und regt die Bauchspeicheldrüse an. Darüber hinaus moduliert der Stoff die weißen Blutkörperchen, die für das Immunsystem sehr wichtig sind.

Botanischer Name

Arctium lappa

Vorkommen

Europa, Nordamerika und Asien. Die Klette wächst an Gräben, Ufern und Wegen entlang.

Inhaltsstoffe

Die Klettenwurzel ist sehr nahrhaft; sie enthält viel Inulin (40 – 60 %), Schleimstoffe (5 -12 %), Betasisterol, Bitter-Glycoside, alle B-Vitamine, sehr viel Vitamin C, CoEnzym Q10, Eisen, Magnesium, Mangan, Zink, Kieselsäure, Chrom, Thiamin, Polyene, Tannin, pflanzliche Östrogene u. a.

Eigenschaften und Wirkungen der Klettenwurzel

- ✓ regt die Funktion von Galle und Leber an
- ✓ entgiftend (besonders die Leber)
- ✓ schweißtreibend
- ✓ antibiotisch
- ✓ harntreibend
- ✓ blutreinigend
- ✓ reinigt die Haut
- ✓ reguliert die Darmflora
- ✓ senkt den Blutzuckerspiegel
- ✓ schützt vor Zellveränderungen
- ✓ hemmt Tumorwachstum
- ✓ schmerzlindernd
- ✓ pilzabtötend
- ✓ seelisch aufhellend

Anwendungsgebiete der Klettenwurzel

- Gicht, Arthritis
- Nieren- und Blasenerkrankungen
- Hautprobleme wie Ekzeme, Schuppenflechte, Seborrhoe etc.
- Erhöhte Cholesterinwerte
- Syphilis, Gonorrhoe
- Gebärmuttervorfall
- Verdauungsprobleme
- Haarausfall
- Kopfschmerzen
- Hitzewallungen
- Diabetes mellitus

Homöopathie

Einsatz von Klettensamen bei „trockenen Erkältungsbeschwerden" wie Halsweh, schleimloser Husten.

Klettenwurzel-Essenz

Loslassen und Abnabeln ohne Schuldgefühle.

Gegenanzeigen

Die Klettenwurzel sollten Sie wegen der stimulierenden Wirkung auf die Gebärmutter nicht während der Schwangerschaft einsetzen, insbesondere nicht während der ersten drei Monate.

Wissenswertes über die Klette

Bei den Germanen und Kelten galt die Klette als Bärenpflanze, schreibt der Ethnobotaniker Wolf Dieter Storl. Diese ist besonders groß, behaart und heilkräftig. Von den Germanen wurde die Klette dem Donnergott Donar oder Thor geweiht; deshalb nannte man sie in Norddeutschland auch „Donnerblatt" und hängte die Wurzel bei Gewitter am Dachgiebel auf.

Klettenwein wurde zur Darmreinigung verwendet, seine Wirkstoffe absorbieren Giftstoffe im Darm und sorgen so für ein gesundes Darmmilieu. In Hawaii ist die Wurzel unter ihrem japanischen Namen „Gobo-Wurzel" bekannt und wird zur Verstärkung von Kraft und Ausdauer gebraucht. In der ayurvedischen Medizin kennt man ihre Wirkung auf die Plasma- und Blutstruktur und setzt sie bei Hautallergien, Fieber und Nierensteinen ein.

Lange wurde die Klette auch als Verjüngungsmittel verabreicht. Heinrich III. soll durch die Klettenwurzel von Syphilis geheilt worden sein.

In der Volksmedizin sind interessante Anwendungen bekannt: Gegen die aufsteigende Gebärmutter beispielsweise legt man der Frau ein großes Klettenblatt in die Strümpfe, so dass sie mit bloßen Füßen darauf geht. Legt man ihr aber ein solches Blatt auf den Kopf, so steigt die Gebärmutter in die Höhe gegen den Gebärmuttervorfall. Bei heftigen Krämpfen wurde die Klette unters Bett gelegt oder Kindern angehängt.

Hildegard von Bingen behandelte mit der Klettenwurzel bereits im Mittelalter bösartige Tumore. Jahrhunderte später verbreitete sich diese Anwendung bis nach Russland, China, Indien und Amerika. Gegenwärtig wird die Klette nicht mehr offiziell als Krebsheilmittel empfohlen, doch neue Studien belegen erneut die Anti-Tumor-Wirkung der mächtigen Heilpflanze.

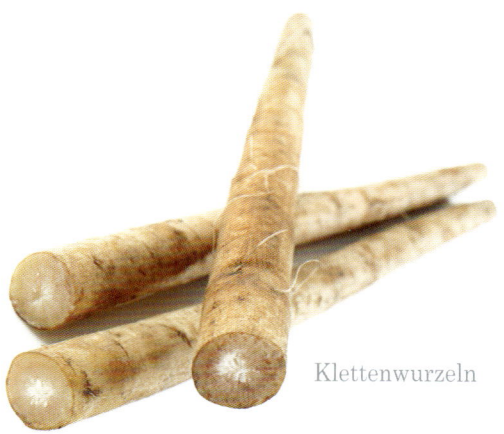

Klettenwurzeln

Forschungen

Der Begriff „Klettenfaktor" stammt von Wissenschaftlern der Medizinschule Kawasaki, Okayama, Japan. Dort wurde entdeckt, dass das Inulin der großen Klette gegen das HIV-Virus (Aids-Virus) agiert.

In einer Studie von K. Morita (veröffentlicht in der Zeitschrift Mutation Research, Jahrgang 1984, Heft 129) wird der Nachweis erbracht, dass die Klettenwurzel bei Körperzellen, die mutationsauslösenden Chemikalien ausgesetzt sind, Zellveränderungen vorbeugt. Somit kann die Klettenwurzel uns vor Krebs und vor degenerativen Erkrankungen teilweise schützen.

Kleiner Sauerampfer

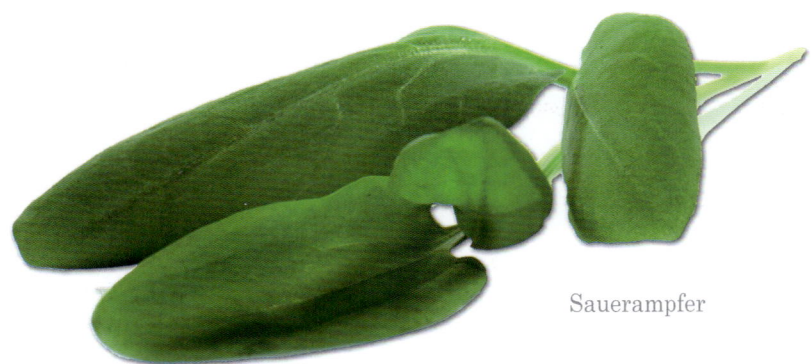

Sauerampfer

Sauerstoff für die Zellen

Im Mittelalter galt er als Medizin gegen Fieber aller Art. Für See-
fahrer war er ein wirksames Medikament gegen Skorbut. Laut
Pfarrer Kneipp ist der Sauerampfer „nicht nur ein gutes Heilmittel,
sondern vorzügliche Kost für Kranke, da er das Blut reinigt und
verbessert".

Sauerampfer – das bedeutet: Sauerstoffzufuhr für die Zellen und
Vitamine satt!
Der unscheinbare Wiesenbewohner wirkt verjüngend auf den Körper, ausgleichend auf die Seele und schützt uns vor Krebs. Das Wort
„Ampfer", abgeleitet vom schwedischen „amper", bedeutet „sauer,
bitter", sodass die Bezeichnung Sauerampfer eine Verdoppelung
darstellt.

Botanischer Name

Rumex acetosella

Vorkommen

Sauerampfer wächst fast weltweit. Man findet ihn vor allem im Frühjahr auf den Wiesen.

Inhaltsstoffe

Chlorophyll, Carotinoide (8 – 12 %), Kieselsäure, Vitamine A, C, D, E, K, P, B-Komplex, Calcium, Eisen, Magnesium, Schwefel, Kupfer, Jod, Mangan und Zink, organische Säuren, Oxalsäure (insbesondere Kalium-Oxalat)

Eigenschaften und Wirkungen des kleinen Sauerampfers

- ✓ stärkt die Immunabwehr
- ✓ erhöht den Sauerstoffgehalt in den Zellen
- ✓ wirkt verjüngend
- ✓ stärkt die Zellmembranen
- ✓ harntreibend
- ✓ entzündungshemmend
- ✓ appetitanregend
- ✓ tonisierend für Nieren und Blase
- ✓ reinigt die Blutgefäße
- ✓ stimuliert das Wachstum von neuem gesundem Gewebe
- ✓ reguliert das emotionale Gleichgewicht
- ✓ stärkt die Herzfunktion

Anwendungsgebiete des Sauerampfers

- Fieber
- Krebs
- MS (Multiple Sklerose)
- Parkinson
- Herzbeschwerden
- Durchblutungsstörungen

Homöopathie

Bei Hautproblemen und Krämpfen.

Sauerampfer-Essenz

Bringt neuen Lebensmut für Menschen, die sich ungeliebt und vergessen fühlen. Sie löst negative Gedankenmuster auf.

Gegenanzeigen

Bei Rheuma, Gicht oder Nierensteinen ist von übermäßigem Genuss von (rohem!) Sauerampfer abzuraten, da er Oxalsäure enthält. Oxalsäure und ihre Salze können Haut und Schleimhäute reizen. Durch eine Störung des Calcium-Haushaltes können die Nieren geschädigt werden und Blasen- oder Nierensteine entstehen. Die Oxalsäure hemmt zusätzlich die Eisenaufnahme im menschlichen Körper. Darum sollte bei Eisenmangelkrankheit auf (unerhitzten) Sauerampfer gänzlich verzichtet werden.

In der 8-Kräutermischung bereitet die Oxalsäure keine Probleme, denn die Aufnahmemengen sind Minimal. Sie verwenden in der Mischung insgesamt 21 Gramm. Davon bereiten Sie einen Liter Essence zu. Davon trinken Sie zwischen zwei bis acht Esslöffel, zweimal pro Tag. Wenn Sie Spinat, Tomaten, Kakao oder Schokolade genießen, führen sie Ihrem Körper wesentlich höhere Mengen Oxalsäure zu.

Gut zu wissen

Sauerampfer enthält vorwiegend das gut lösliche Kalium-Oxalat, das im Gegensatz zum schwer löslichen Calcium-Oxalat besser verträglich ist.

Wissenswertes über Sauerampfer

In der historischen Volksmedizin in Europa und Amerika erscheint Sauerampfer immer wieder als Heilkraut gegen Krebs. 1740 wurde die medizinische Verwendung dieser Pflanze bei Krebspatienten wissenschaftlich anerkannt. Die Indianer Kanadas verwendeten einen Brei mit dem Saft von Sauerampfer als medizinisches Pflaster gegen Tumore. Auch Rene Caisse war der Ansicht, dass der Sauerampfer verantwortlich ist für die Auflösung von Tumorgewebe und die Linderung verschiedenster chronischer Leiden und degenerativer Erkrankungen. Kein Wunder: Sauerampfer hat zwei Turbo-Sauerstoff-Lieferanten im Angebot.

Oxalsäure kann laut dem Drogisten Günter Albert Ulmer zu einem Sauerstoff-Lieferanten für Zellen werden. Dies ist besonders bei Krebs wichtig, da man in der Naturheilkunde Krebs auch als Sauerstoffmangel in der Zelle definiert. Andererseits kann das Krebswachstum durch Aktivierung der Zellatmung gestoppt werden. Durch das erhitzen verwandelt sich die Oxalsäure in Kalium-Oxalat. Die oxidierte Säure kann so Sauerstoff in die Zellen bringen und dort abgeben.

Chlorophyll, der grüne Pflanzenfarbstoff, ist ein ebenfalls ein ausgezeichneter Sauerstoffträger. Sein hoher Anteil in den Blättern des kleinen Sauerampfers sorgt für einen optimierten Sauerstofftransport durch den Blutstrom des menschlichen Körpers. Damit stärkt er die Zellwände, reinigt die Blutgefäße von Ablagerungen und verhilft dem Körper dazu, mehr Sauerstoff aufzunehmen und zu verwerten. Interessanterweise ist Chlorophyll genau aufgebaut wie unser Hämoglobin. Der einzige Unterschied: Hämoglobin hat Eisen als Zentralatom und Chlorophyll hat an dieser Stelle Magnesium. Chlorophyll kann auch Schäden, die durch Bestrahlungen entstanden sind, lindern und Chromosomenschädigungen verringern. Das macht den grünen Pflanzenfarbstoff zu einem Schutzstoff vor Genveränderungen in unseren Zellen. Wenn sie das Kapitel über die Giftstoffe aufmerksam gelesen haben, wissen Sie wie wichtig das gerade in der heutigen Zeit ist. Gute Chlorophyll-Lieferanten sind außer den Kräutern noch dunkelgrüne Salate und Gemüse, sowie Süßwasseralgen wie Chlorella und Spirulina. Chlorophyll kann ebenfalls durch die Aktivierung der Zellatmung Krebs vorbeugen und zur Heilung beitragen.

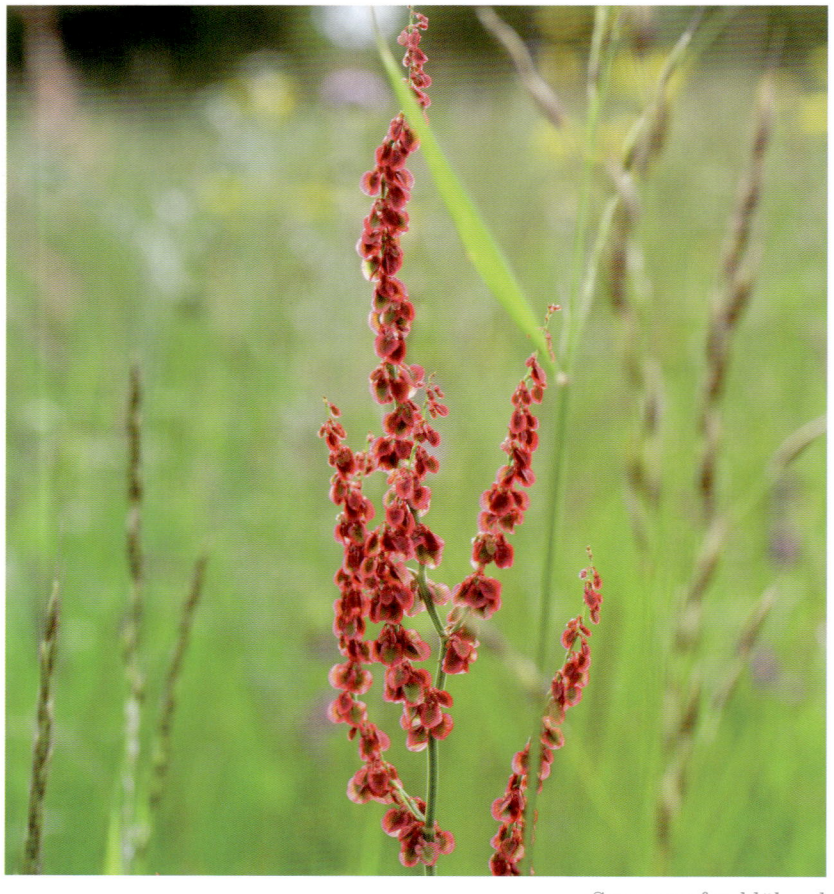

Sauerampfer, blühend

Nordamerikanische Ulmenrinde

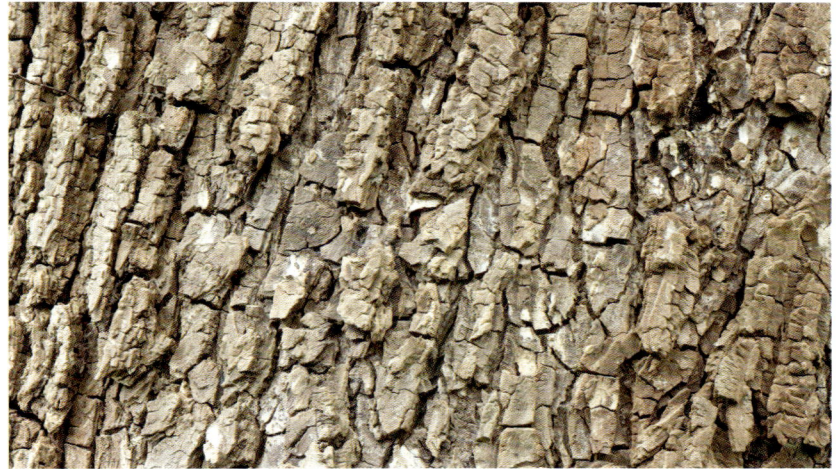

Ulmenrinde

Lösen und Umwandeln

Die Rinde von Bäumen wird schon lange für Heilzwecke genutzt. Bei uns ist es die Eichenrinde, die mit ihren Gerbstoffen hauptsächlich gegen Entzündungen eingesetzt wird. In Südamerika ist es die Rinde des Lapachobaumes, die man für die Gesundheit verwendet. Lapachorindentee erfreut sich auch bei uns einer immer größeren Beliebtheit.

Eine Ulme kann bis zu 35 Meter hoch werden. Ulmen gibt es schon seit mindestens 10 Millionen Jahren auf unsere Erde. Es gibt viele verschiedene Arten wie: Berg-Ulme, Fels-Ulme, Gold-Ulme, Sibirische Ulme oder Chinesische Ulme. Die Ulme im Flor Essence kommt aus Nordamerika und wird Rot-Ulme genannt.

Seit 1920 werden die Ulmen weltweit durch das Ulmensterben dezimiert. Ein Käfer überträgt eine aus Ostasien eingeschleppte Pilzerkrankung: Die Pilze wuchern im Holz und verstopfen die Wasserleitbahnen. Dadurch wird der Wasserfluss unterbunden und der Baum stirbt ab.

In der traditionellen Baumheilkunde wird der Ulme ein „grundsätzlich lösender Charakter" zugesprochen. Umwandeln und transformieren sind die Stärken der Ulme. Das ist natürlich bei jeder Erkrankung und ganz besonders bei Krebs wichtig. Hier gilt es, kranke Zellen wieder in gesunde zu verwandeln. Der Gärungsstoffwechsel von Krebszellen muss wieder in einen normalen Stoffwechsel transformiert werden. Die unsterbliche Krebszelle muss durch Naturstoffe wie Polyphenole oder Salvestrole wieder zu einer normalen, sterblichen Zelle werden.

Hier kann auch die Ulmenrinde sehr hilfreich sein. Verdichtungsprozesse und Verhärtungen löst die Ulme auf; abbauende, auflösende Krankheiten wandelt sie um in aufbauende, heilende Kräfte. Die weiße innere Rinde (aus dem Inneren des Baumes) wird schon seit dem 18. Jahrhundert gegen entzündete Schleimhäute in der Brust, im Magen, Darm und in den Harnleitern eingesetzt.

Die Ulmenrinde kann abführend wirken, ist jedoch auch hilfreich bei Durchfall – je nach Dosis. Äußerlich hilft die Baumrinde als Umschlag bei chronischen Wunden, Abszessen oder Ohrenentzündungen.

Es gibt Menschen, die allergisch gegen die Pollen der Ulme reagieren. Die Anwendung der inneren Rinde in der Flor Essence-Mischung ist jedoch absolut unbedenklich.

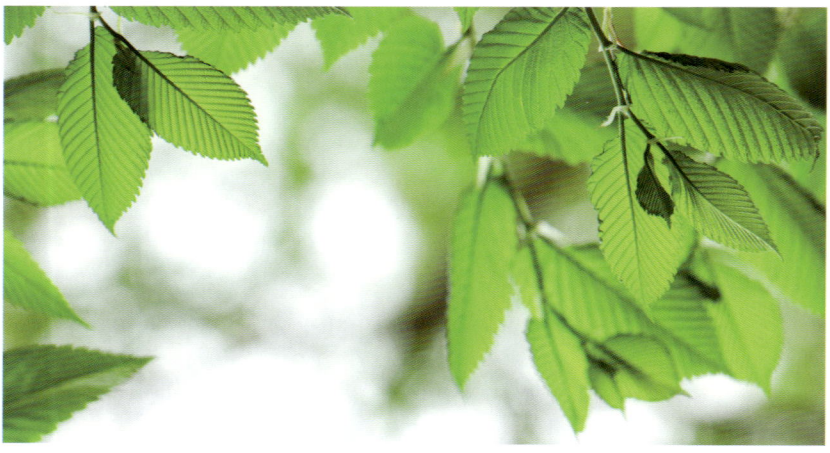

Ulme

Botanischer Name

Ulmus rubra

Vorkommen

Mittel- und Nordamerika

Inhaltsstoffe

Pflanzenschleimstoffe (aus Polysacchariden), Vitamine A, C, K, P
und B–Komplex, Calcium, Magnesium, Chrom, Selen, Phosphor,
Kieselsäure, Zink, Gerbsäuren, Gallsäuren, Galaktose, 3-Methyl-
Galaktose, Rhamnose, Galakturonsäure, Karbolsäure.

Eigenschaften und Wirkungen der Ulmenrinde

- ✓ beruhigt und schützt die Schleimhäute
- ✓ reinigt Organe und Gewebe
- ✓ reguliert die Darmflora
- ✓ fördert die Zellneubildung
- ✓ antibiotisch und antibakteriell
- ✓ wirkt stärkend und aufbauend
- ✓ beruhigend bei Verdauungsproblemen
- ✓ harntreibend
- ✓ entzündungshemmend
- ✓ fördert auf seelischer Ebene den Durchhaltewillen

Anwendungsgebiete der Ulmenrinde

- Schleimhautreizungen
- Schwäche, Erschöpfung
- Entzündungen und Geschwüre im Verdauungstrakt (z. B. Gastritis, Morbus Crohn, Colitis Ulcerosa etc.)
- Verdauungsbeschwerden
- Psoriasis
- Krebs
- Haut- und Gewebeverletzungen
- Abszesse, Wunden
- zur Stärkung von Muskeln und Gewebe
- Nierensteine, Harngries
- Gelenkerkrankungen

Homöopathie

Bei Hautausschlag und -reizungen, Skrofulose (Halsdrüsengeschwulst)

Essenzen

Die Ulme gehört zu den 39 Blütenessenzen nach Dr. Eduard Bach. Die Ulme (Elm) gibt nach Überforderung und Stress Mut, Selbstvertrauen und Stärke. Man könnte sie zeitgemäß auch als die „Anti-Burn-out-Blüte" bezeichnen. Die Baumessenz der Ulme des Herstellers Ener-Tree vertritt unter anderem das Prinzip Kommunikation über die Herzebene.

Gegenanzeigen

Schwangere sollten vorher Rücksprache mit ihrem Arzt halten.

Wissenswertes über die Ulme

In der Edda-Sage wird beschrieben, dass die Frau aus einem an das Meerufer gespülten Ulmenstamm entstanden wäre. Frauen sind also aus einem besonderen Holz geschnitzt... Spaß beiseite. Sagen sind ja immer symbolisch zu verstehen. Unsere Vorfahren wollten womöglich damit zum Ausdruck bringen, dass Frauen innere Stärke aufweisen.

Früher wurde die Ulme ähnlich wie die Linde sehr viel auf öffentlichen Plätzen gepflanzt. In Südfrankreich wurde unter Ulmen Gericht gehalten.

Die Pflanzenschleimstoffe der Ulmenrinde haben eine hohe Neutralisations- und Aufsaugkraft. Sie ähneln denen des Leinsamens. Die Ulmenrinde ist dadurch in der Lage, Krankheitskeime und Toxine aller Art aufzunehmen und wieder auszuscheiden. Wir haben hier also ein ausgezeichnetes Mittel um Giftstoffe – wie immer sie auch heißen mögen – zu binden.

Darüber hinaus wirkt die Ulmenrinde krampflösend und entzündungshemmend. Viele Erkrankungen gehen mit einer chronischen Entzündung einher. Dieser Zusammenhang ist nachgewiesen für die Entstehung von Herzinfarkt, Schlaganfall, Diabetes und – wenn Gehirnzellen davon betroffen sind – auch von Alzheimer. Schleichende Entzündungsprozesse können ebenfalls bei der Entstehung von Krebs eine Rolle spielen. Chronisch-entzündliche Darmerkrankungen wie Morbus Crohn und Colitis ulcerosa sind mit einem erhöhten Darmkrebsrisiko verbunden. Eine chronische Leberentzündung kann sich zu einem Leberkarzinom entwickeln. Ein häufiger Reflux bringt Magensäure in die Speiseröhre (Sodbrennen), woraus sich im schlimmsten Fall ein Krebs in der Speiseröhre entwickeln kann. Studien aus den USA konnten belegen, dass der erhöhte Entzündungsmarker im Blut CRP das Risiko für Darmkrebs verdoppelt. Glücklicherweise wirken fast alle Bestandteile im Flor Essence-Tee entzündungshemmend. Hier zeigt sich erneut wie wichtig es ist, den Tee bereits vorbeugend zu trinken. Krankheiten können so regelrecht im Keim erstickt werden.

Brunnenkresse

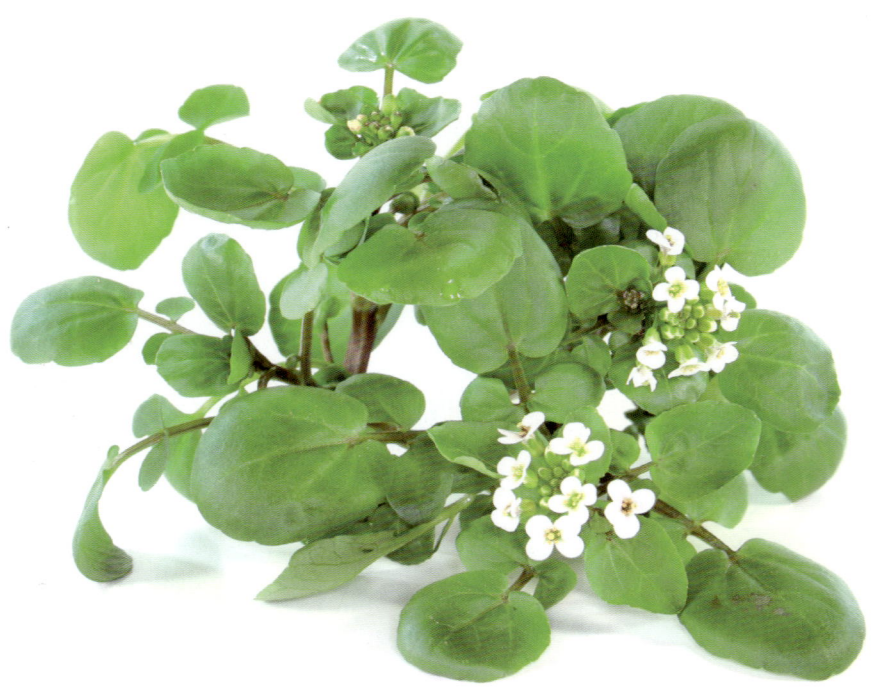

Reinigen und „in Fluss kommen"

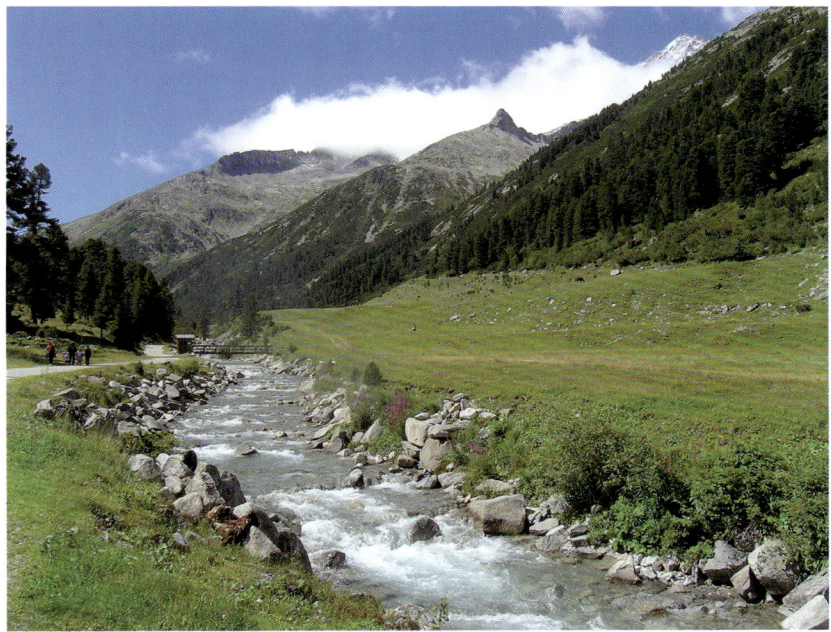

Sie liebt klare Bachläufe, Quellen, Flüsse und Wassergräben. Möglichst nah am sauberen, langsam fließenden Wasser möchte sie stehen. Deshalb wird sie auch Wasserkresse oder Bachkresse genannt. Wo es noch Bäche gibt, findet man die Brunnenkresse im Frühjahr, bald nach der Schneeschmelze. Die würzige Brunnenkresse wird zur Entschlackung bei Frühjahrskuren benutzt: Man isst sie roh – etwa als Salat. Auch die Einnahme von Frischsaft mit der fünffachen Menge an Wasser ist möglich.

Hippokrates soll bereits 400 v. Chr. seine erste Klinik auf der Insel Kos neben einem Fluss angelegt haben. So konnte er dort eine große Menge Brunnenkresse für seine Patienten anbauen und für deren Heilung verwenden.

Heute sind saubere Gewässer selten geworden – wie auch die Verbreitung und Anwendung der Brunnenkresse. Dabei birgt die Wasserpflanze ein wahres Powerpaket an Heilsubstanzen. Ihr Jodgehalt wirkt ausgleichend auf die Schilddrüse, andere Wirkstoffe kurbeln die innersekretorischen Drüsen und den gesamten Stoffwechsel an.

Der Gehalt an den antioxidativen Vitaminen A, C, D und E vertreibt Erschöpfung und Antriebsschwäche. Gleichzeitig enthält die Brunnenkresse bioaktive Stoffe (Glucosinolate), die krebshemmend wirken. In der Teemischung Flor Essence hat das Kraut eine blutreinigende, zellschützende und desinfizierende Wirkung.

Botanischer Name

Nasturtium officinale

Vorkommen

Brunnenkresse finden Sie an Bachläufen in ganz Europa und in großen Teilen der Welt.

Inhaltsstoffe

Glucosinolate (insbesondere Gluconasturtiin), Senföle, Jod, Kalium, Eisen, Mangan, Zink, Selen, Vitamin C (80 mg auf 100 g Pflanzenmasse!), Vitamine A, B (Thiamin, Riboflavin, Niacin), D, E, K, Panthotensäure, Carotinoide, Aminosäuren.

Eigenschaften und Wirkungen der Brunnenkresse

- ✓ aktiviert den gesamten Stoffwechsel
- ✓ blutreinigend
- ✓ appetitanregend
- ✓ entschleimend
- ✓ entgiftend und entschlackend
- ✓ tumorhemmend
- ✓ stärkt die Immunabwehr
- ✓ keimtötend, desinfizierend
- ✓ harntreibend
- ✓ senkt den Blutzucker
- ✓ leicht abführend
- ✓ verdauungsfördernd, magenstärkend
- ✓ fördert die Sauerstoffaufnahme und den Sauerstofftransport im Blut
- ✓ aufbauend und anregend für die Drüsen

Anwendungsgebiete der Brunnenkresse

- Diabetes
- Gicht, Rheuma
- Infektanfälligkeit
- Blutarmut (Anämie)
- Verdauungsprobleme
- Ödeme (Wasseransammlungen)
- Müdigkeit, Schwäche, Erschöpfung
- Hautprobleme (Ekzeme, Ausschläge)
- Volksheilkunde: Nieren- und Lebererkrankungen
- Atemwegsbeschwerden (Husten, Bronchitis, Sinusitis)

Homöopathie

Erkrankungen der Leber, Verstopfung und nervöse Beschwerden

Brunnenkresse-Essenz

Hilft, sich von belastenden Gedanken zu reinigen und so die Selbstheilungskräfte zu aktivieren.

Gegenanzeigen

Der reine Saft darf nicht eingenommen werden, da dies Entzündungen im Magen und im Hals auslöst. Frauen dürfen während der Schwangerschaft die Brunnenkresse nicht verwenden, ebenso Kinder unter vier Jahren. Auch bei Entzündungen der Niere besser weglassen.

Wissenswertes über Brunnenkresse

Alle Kressearten, auch die Brunnenkresse, enthalten Senföl-Glykoside. Diese können bei übermäßigem Gebrauch der Frischpflanzen eine leichte Reizung der Nieren hervorrufen. Wenn Sie sich einen Salat mit frischen Kräutern zubereiten, sollten Sie Kresse sparsam dosieren.

Schon in der mittelalterlichen Klostermedizin wurden die wärmenden und trocknenden Kräfte der Brunnenkresse gerühmt, weshalb sie Krankheiten der Harnwege, Verdauungsorgane und Atemwege gleichermaßen lindern sollte. Hildegard von Bingen verordnete gedünstete Brunnenkresse bei Gelbsucht und Verdauungsschwäche. Dr. James A. Duke empfiehlt Brunnenkresse, zusammen mit Ingwer, als Tee gegen Erkältung, Fieber und Husten. Und der Schweizer Naturheilspezialist Alfred Vogel betonte immer wieder, dass die Brunnenkresse zur Gruppe der hochwirksamen natürlichen Antibiotika gehört, neben der Kapuzinerkresse, dem Meerrettich und weiteren Pflanzen.

Rhabarberwurzel

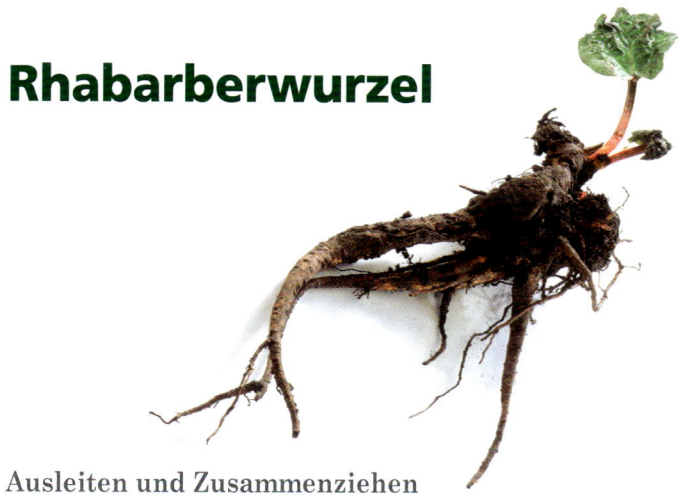

Ausleiten und Zusammenziehen

„Sie zieht übermäßige Hitze aus Leber, Magen und Blut", so steht es in den Lehrbüchern der traditionellen Chinesischen Medizin. Dort wird die Rhabarberwurzel erstmalig bereits 2700 vor Chr. erwähnt. Marco Polo importierte sie im 13. Jahrhundert nach Europa. Über die folgenden Jahrhunderte wurde die Rhabarberwurzel als Heilkraut in Europa, Russland und Indien heimisch, in jeweils etwas abgewandelter Sorte. Die Rhabarbergattung umfasst etwa 40 Arten aus der Familie der Knöterichgewächse.

Der essbare Rhabarber, bei dem wir die Stängel für Marmelade, Desserts und Kuchen verwenden, darf nicht mit dem hier angesprochenen Medizinalrhabarber verwechselt werden.

Rhabarberwurzel ist ein Heilmittel mit abführender und zusammenziehender (adstringierender) Wirkung. Sie wird innerlich zur kurzfristigen Behandlung der Verstopfung und äußerlich bei Erkrankungen der Haut und Schleimhaut angewendet. Sie ist wichtiger Bestandteil des weltberühmten Kräuterelixiers Schwedenbitter. Die enthaltene Oxalsäure ist wichtig für die Sauerstoffversorgung der Zellen (wie auch beim Sauerampfer) und wirkt sich gleichzeitig positiv auf das emotionale Gleichgewicht aus. Die Oxalsäure wirkt zusätzlich reinigend und löst Energieblockaden. Die Wurzel hat antibiotische und tumorhemmende Eigenschaften und insgesamt eine reinigende und entgiftende Wirkung.

Botanischer Name

Rheum palmatum

Vorkommen

Stammt aus China. Wird heute weltweit angebaut.

Inhaltsstoffe

Anthra-Glycoside, Bitterstoffe, Gerbstoffe, Pektine, Vitamin C und Oxalsäuren, Vitamine A, B-Komplex, P, Calcium, Chlor, Kupfer, Jod, Eisen, Magnesium, Eisen, Mangan, Phosphor, Zink, Gallotannine.

Eigenschaften und Wirkungen der Rhabarberwurzel

- ✓ allgemein stärkend
- ✓ reinigend und entgiftend
- ✓ wirkt mild abführend
- ✓ fördert Schleimsekretion im Darm
- ✓ hemmt die Wasserabsorption im Darm
- ✓ reinigt die Leber
- ✓ fördert die Gallenfunktion
- ✓ zusammenziehend
- ✓ krebshemmend
- ✓ antibakteriell
- ✓ appetitanregend
- ✓ verdauungsfördernd
- ✓ wurmtreibend

Anwendungsgebiete der Rhabarberwurzel

- Verdauungsprobleme wie zum Beispiel Verstopfung, Darmstörungen, Blähungen
- Appetitmangel
- Gelbsucht
- Leber- und Gallenbeschwerden
- Zahnfleischentzündungen

Homöopathie

Bei Durchfall, Zahnbeschwerden und Verhaltensstörungen bei Kindern.

Gegenanzeigen

Wenige Menschen reagieren auf Rhabarberwurzel allergisch. Bei Schwangerschaft und Darmverschluss wird vom Gebrauch abgeraten.

Wissenswertes über die Rhabarberwurzel

Der Urin kann sich nach der Einnahme von purem Rhabarberwurzeltee dunkelgelb bis rötlich verfärben.

Geringe Mengen Rhabarberwurzel wirken stopfend, große Mengen abführend. Die Anwendung der Rhabarberwurzel über einen längeren Zeitraum kann eine Störung des Wasser- und Elektrolythaushaltes verursachen. Daher sollte man die Wurzel als Einzeltee nur kurzzeitig zu sich nehmen. Die Menge der Rhabarberwurzel in der Teemischung Flor Essence ist sehr gering und daher auch in der Langzeitanwendung (bei normaler Dosierung) unbedenklich. Sicherlich hängt dies auch mit dem schon beschriebenen Synergie-Effekt zusammen.

Die Wurzel des Medizinal-Rhabarbers enthält einen Stoff namens Rheinsäure. Dieser Wirkstoff hat eine antimykotische Wirkung. Der Körper wird im Kampf gegen Pilze aller Art unterstützt. Dies erklärt auch, warum Flor Essence gerade bei Darmpilzen (Candida) sehr erfolgsversprechend ist.

In Überlieferungen ist der medizinische Rhabarber aus China bekannt und unter dem Namen Rha. Der lateinische Name ist Rheum palmatum, das Wort bedeutet „handförmig" und bezieht sich auf die Blätter. Die Stängel des medizinischen Rhabarbers sind nicht essbar.

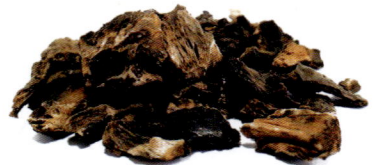

Rhabarberwurzel, getrocknet

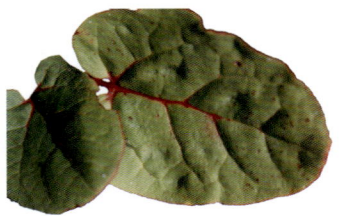

Blatt des Medizinalrhabarbers

Braunalge

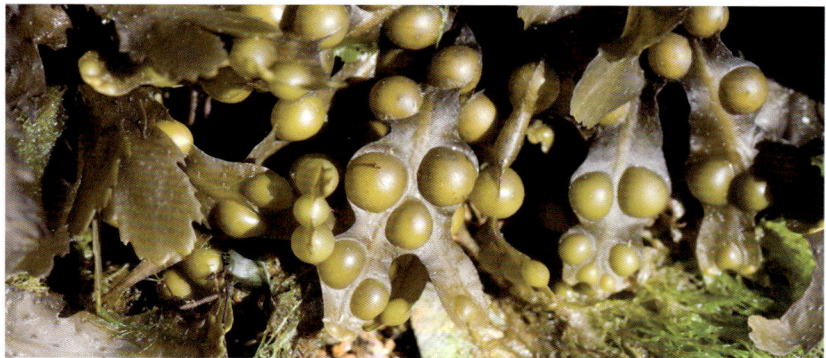

Braunalge / Kelp

Vitalstoffe und Hormonregulation

Es gibt kaum ein anderes Lebensmittel, das so viele wertvolle Aminosäuren, Fettsäuren, Vitamine, Mineralien und Spurenelemente enthält wie Algen. Das Meeresgemüse beinhaltet signifikante Mengen von wichtigen Mineralstoffen wie zum Beispiel Kalzium, Magnesium, Kalium, Phosphor und Eisen. Spurenelemente wie z.B. Selen, Chrom, Magnesium, Zink und Jod fehlen heute oft in der täglichen Nahrung, sind aber in Algen reichlich vorhanden. In Asien stehen Algen fast täglich auf dem Speiseplan.

Alle Meeresalgen enthalten Jod. Das ist in unseren Breitengraden wichtig. Deutschland Österreich und die Schweiz sind Jodmangelgebiet. Die Deutsche Gesellschaft für Ernährung empfiehlt eine tägliche Jodzufuhr von 150 Mikrogramm. Das ist nicht viel, doch wenn es fehlt, kann unsere Schilddrüse nicht richtig arbeiten. Jodmangel kann zu einer Unterfunktion der Schilddrüse führen, was mit Lustlosigkeit, Müdigkeit und Antriebslosigkeit einhergeht.

Allerdings ist Vorsicht geboten bei Schilddrüsenüberfunktion oder Jodallergie. Wenn Sie darunter leiden sollten Sie weder jodiertes Speisesalz nehmen (was man sowieso nicht tun sollte) noch Algen essen noch Flor Essence trinken.

Die Braunalge, auch unter dem Namen Kelp bekannt, ist gerade in der heutigen Zeit sehr wichtig. Die Zeitschrift International Journal of Radiation Biologie hat über den Schutz vor radioaktiver Belastung durch die Braunalge berichtet. Bei einer Aufnahme von 3 bis 5 Gramm Kelp pro Tag kann die Belastung von Strontium 90 um bis zu 83% sinken.

Strontium 90 ist ein radioaktives Isotop, das mit der Entstehung von Leukämie, Knochenkrebs und der Hodkin´schen Erkrankung in Verbindung gebracht wird. Andere Studien haben gezeigt, dass Kelp, radioaktives Jod-131 (ein Nebenprodukt der Kernspaltung), bis zu 80% reduzieren kann. Gerade im Hinblick auf die Reaktorkatastrophe von Fukushima ist eine regelmäßige Kur mit Flor Essence ratsam. Der Schutz vor radioaktiver Strahlung kommt durch zwei Effekte zustande. Zum einen binden Alginate Toxine und bringen sie zur Ausscheidung. Zum anderen liefern Algen wichtige Mineralstoffe und Spurenelemente. Fehlt in ihrer Schilddrüse Jod, dann lagert sich leicht Jod 131 ein. Fehlt ihren Knochen Kalzium, dann lagern Sie vermehrt Cadmium oder Strontium ein. Kelp als Meeresgemüse ist wegen des hohen Jodgehaltes leider nicht in Deutschland erhältlich.

In der chinesischen Medizin werden Algen seit mehr als 5000 Jahren verwendet. Die Braunalge Laminaria wächst in Unterwasserwäldern an Felsgesteinen und wird wegen ihrer oft sehr großen, derben Form auch als Tang bezeichnet. Kelp wurde traditionell von den in Kanada ansässigen Indianerstämmen verzehrt. Geerntet werden die Algen im sauberen, kalten Tiefseewasser des Pazifiks vor der Westküste Kanadas (Vancouver Island). Dieses Meeresgebiet beheimatet die reichhaltigste Kelp-Flora der Welt. Wenn man dort taucht, hat man das Gefühl, man schwimmt durch einen Wald. Die Ernte und Verarbeitung dieses Meeresgemüses wird vom Staat überwacht, der Bestand wird gepflegt, sprich, es darf nicht mehr geerntet werden als in einem entsprechenden Zeitraum nachwachsen kann.

Meeresalgen wie Kelp gehören zur eigenen Gattung der Protoctisten. Sie sind weder Pflanze noch Tier noch Pilz.

Botanischer Name

Laminaria digitata

Vorkommen

Atlantikküste Nordamerikas

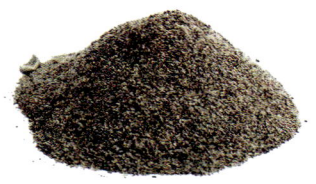

Braunalge / Kelp

Inhaltsstoffe

Enthält viele Mineralien und Spurenelemente, insbesondere Jod, Chlorophyll, Natrium, Phosphor, Kieselsäure, Kalium, Eisen, Kupfer, Mangan, Calcium, Brom, Magnesium, Zink, Schwefel und Chlor. 25 Vitamine, darunter A, C, B1, B2 und B3, D, E, Carotin, Cholin, Alginat, Schleimstoffe, Fettsäuren, Saponine.

Eigenschaften und Wirkungen der Braunalge

- ✓ harntreibend
- ✓ entschlackend
- ✓ remineralisierend
- ✓ verdauungsfördernd
- ✓ reguliert die Darmflora
- ✓ reguliert die Schilddrüse
- ✓ schützt vor radioaktiver Strahlung und Schwermetallbelastung
- ✓ schützt vor Herz- und Gefäßerkrankungen
- ✓ regt den Kreislauf an, reinigt die Blutgefäße
- ✓ beruhigende Wirkung auf die Verdauung
- ✓ Tonikum für die Hypophyse und die Nebennieren
- ✓ fördert die Ausscheidung von Giften aus dem Darm
- ✓ harmonisierende Wirkung auf die Geschlechtsorgane

Anwendungsgebiete der Braunalge

- Schilddrüsenunterfunktion
- Übergewicht (aufgrund von Schilddrüsenunterfunktion)
- Müdigkeit, Erschöpfung
- Verdauungsbeschwerden, Verstopfung
- Arthritis, Rheuma, Arteriosklerose
- Wadenkrämpfe
- Leber- und Milzstörungen
- bei Bestrahlung und Kontakt mit Schwermetallen
- Prostatabeschwerden
- Wechseljahresbeschwerden
- dünne Fingernägel, Haarausfall
- Eierstocktumore, Vergrößerung der Gebärmutter

Homöopathie

Regulation der Schilddrüse

Kelp-Essenz

Bringt Klarheit und Veränderung der Perspektive.

Gegenanzeigen

Kelp als Meeresgemüse sollten Sie wegen des Natriumgehaltes bei hohem Blutdruck nicht anwenden. Hohe Dosen Kelp können zu erhöhter Schilddrüsenfunktion und zu beschleunigtem Herzschlag führen.

Benediktenkraut

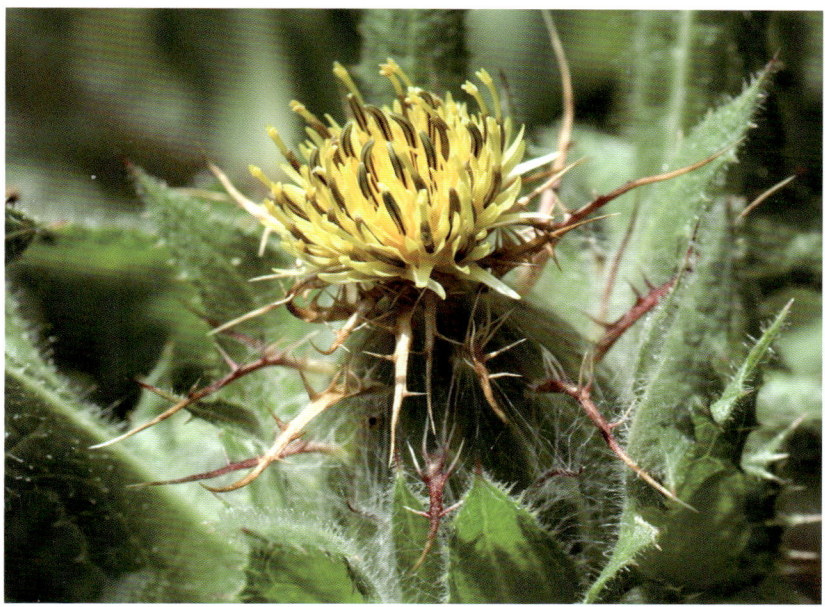

Gesegnete Bitterstoffe

Als Arzneipflanze ist das Benediktenkraut heute nur wenigen bekannt. Dagegen galt die distelartige Pflanze im Mittelalter als wahres
Allheilmittel. Damals wurde das Kraut in jedem Klostergarten an-
gepflanzt. Der Name geht vermutlich zurück auf den Heiligen Bene-
dikt von Nursia. Benediktenkraut wurde im 16. Jahrhundert gegen
die Pest empfohlen.Bereits im 17. Jahrhundert tauchten die ersten
Hinweise auf, dass die Distelart bei Krebs helfen kann. Äußerliche
Krebsgeschwüre wurden mit Kardo-Benediktenwasser gewaschen
und zusätzlich mit dem zerriebenen Kraut bestreut. Aufgrund seiner
Bitterstoffe fördert das Kraut den Appetit und die Verdauung.

Noch heute enthalten viele Kräuterliköre das Benediktenkraut, etwa der „Benediktiner" aus der Normandie. Benediktenkraut gehört zur Familie der Korbblütler. Der Gattungsname Cnicus nimmt wahrscheinlich Bezug auf die stacheligen Hüllblätter, die die Röhrenblüten umgeben. Das griechische Wort „knizein" bedeutet quälen. Die Bezeichnung „benedictus" ist lateinisch und heißt übersetzt „gesegnet", weshalb das Kraut oft auch „gesegnete Distel" genannt wurde.

In der Volksmedizin galt Benediktenkraut traditionell als Heilpflanze bei Diabetes, Gicht und Rheuma sowie bei inneren Tumoren. Noch heute wird das Kraut innerlich gegen Appetitlosigkeit, Fieber, Erkältungen und als galle- und wassertreibendes Mittel eingesetzt, äußerlich gegen Wunden und Geschwüre.

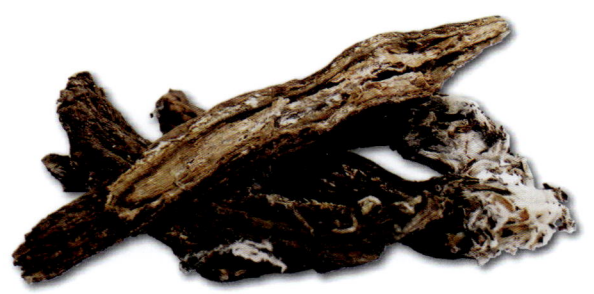

Benediktenkraut, getrocknet

Botanischer Name

Cardus benedictus bzw. Centaurea bendicta

Vorkommen

Mittelmeer, Nord- und Südamerika, Südafrika

Inhaltsstoffe

Bitterstoffe (Cnicin, Benedictin), Schleimstoffe, Flavonoide, Harze, Gerbstoffe, Triterpene, Flavonoide, Vitamin A, B3, ätherische Öle und Mineralien (Kalium, Calcium, Magnesium, Chrom).

Eigenschaften und Wirkungen des Benediktenkrauts

- ✓ stoffwechselanregend
- ✓ Stärkungsmittel
- ✓ blutreinigend
- ✓ verdauungsfördernd
- ✓ desinfizierend, antiviral und antibiotisch
- ✓ entgiftet Leber und Nieren
- ✓ stärkt Nerven und Psyche
- ✓ fördert die Bildung von Magen- und Harnsäure
- ✓ blähungswidrig
- ✓ wundheilend
- ✓ auswurffördernd
- ✓ appetitanregend
- ✓ fördert die Menstruation
- ✓ schweißtreibend u. a.

Anwendungsgebiete des Benediktenkrauts

- Depressionen
- Gicht, Rheuma, Arthritis
- Verdauungsstörungen, Magen-Darm-Beschwerden
- Gelbsucht, Leber- und Gallenbeschwerden
- Fieber, Erkältungen
- Schwindel und Taubheit
- Blutarmut
- Appetitlosigkeit, Magersucht
- Rückenschmerzen
- Kopfschmerzen, Migräne
- Gedächtnisverlust

Homöopathie

Bei chronischen Lebererkrankungen.

Nebenwirkungen

Hohe Dosen (mehr als 5 g Kraut pro Tasse als Aufguss) können Erbrechen und Durchfall auslösen. Bei normaler oder niedriger Dosis (wie in Flor Essence) besteht kein Risiko. Wenige Menschen können allergisch auf das Benediktenkraut reagieren.

Gegenanzeigen

Nicht anwenden während der Schwangerschaft.

Besonderes:

In Deutschland gab es eine Expertenrunde, die sich mit den Wirkungen von Heilpflanzen beschäftigte. Sie wird Kommission E genannt und war Bestandteil des ehemaligen Bundesgesundheitsamtes. In den Jahren von 1978 bis 1994 bestand die Aufgabe der Kommission E darin, wissenschaftliches und erfahrungsheilkundliches Material zu erwünschten und unerwünschten Wirkungen der Heilkräuter zu verfassen.

Daraus wurden die bis heute gültigen Monografien erstellt, die als Grundlage für die Zulassung pflanzlicher Arzneimittel gelten.

Die Kommision E hat die Einnahme von Benediktenkraut gegen Appetitlosigkeit und Verdauungsprobleme (Dyspepsie) befürwortet. Die Pflanze fördert die Bildung von Speichel und Magensaft, wirkt aber etwas schwächer als andere Bitterpflanzen. Benediktenkraut trägt wohl einen großen Anteil daran, dass die 8-Kräutermischung Flor Essence gerade auch bei Verdauungsbeschwerden sehr hilfreich sein kann.

Benediktenkraut wurde früher auch rituell zum Räuchern verwendet. Man räucherte mit dem getrockneten Kraut an strategisch wichtigen Stellen, gerade in der Vorratskammer, im Schlafbereich und im Viehstall. Das Benediktenkraut ist ebenso ein wesentlicher Bestandteil des „Malefiz-Pulvers", das von den Kapuzinermönchen geweiht wurde. Dieses Pulver diente zur Austreibung von „bösen Geistern". Heute würde man sagen bei „seelischen Traumen, die sich ins Unbewusste abgespalten haben".

Rotkleeblüten

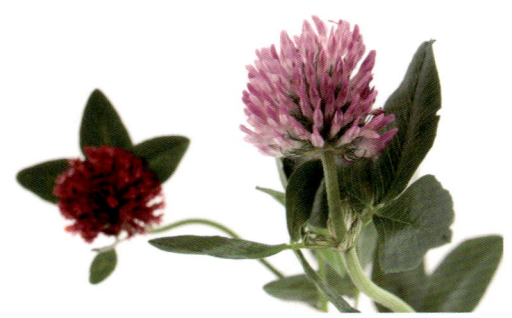

Anti-Aging-Allrounder

Rotklee gehört zu den ältesten und bekanntesten Heilkräuter rund um den Globus. Er blüht von Mai bis September überall auf unseren Wiesen. Trotz seiner leuchtenden roten Köpfchen nehmen wir ihn oft gar nicht mehr als einzelne Pflanze wahr.

Rotklee wird oft bei Wechseljahrsbeschwerden empfohlen. Die Blüte enthält mehr Isoflavone (Phytoöstrogene) als Soja und ist deshalb nicht nur in den Wechseljahren, sondern auch im normalen Zyklusgeschehen heilsam. Rotklee wirkt krampflösend bei schmerzhafter Menstruation und wird auch bei prämenstruellem Syndrom (PMS) empfohlen. Die nordamerikanischen Indianerstämme nutzten den östrogenwirksamen Rotklee für Frauen, bei denen sich keine Schwangerschaft einstellen wollte, zur Förderung der Eireifung und des Eisprunges.

Ältere Menschen sollten immer mal wieder mit Rotklee ihren Salat dekorieren, denn er senkt deutlich den Cholesterin- und Triglyzeridspiegel. Somit schützt die Pflanze vor Herzkreislauferkrankungen und Arteriosklerose. Rotklee reinigt das Blut und unterstützt den Stoffwechsel bei diversen Hauterkrankungen sowie bei Zysten oder geschwollenen Drüsen und Lymphstau, besonders im Bereich der Brust.

Botanischer Name

Trifolium pratense

Vorkommen

Europa, Nordamerika und Nordafrika, wächst an Wegrändern, in Wiesen und auf Feldern

Inhaltsstoffe

Isoflavone, Tannine, Glycoside, Phenole, ätherische Öle, Vitamin B1 und B3, Vitamin C, Zink, Magnesium, Chrom, Selen, Calcium, Koffeinsäure, Phosphor, Kupfer u.a.

Eigenschaften und Wirkungen der Rotkleeblüten

- ✓ entgiftend
- ✓ beruhigend
- ✓ harntreibend
- ✓ blutreinigend
- ✓ tumorhemmend
- ✓ entzündungshemmend
- ✓ östrogenartige Wirkung
- ✓ allgemein gesundheitsfördernd
- ✓ bei altersbedingten Beschwerden
- ✓ Tonikum für Leber und Gallenblase
- ✓ fördert die Verdauung, löst Verstopfungen

Anwendungsgebiete der Rotkleeblüten

- Arthritis
- Zur Rehabilitation
- Wechseljahrsbeschwerden
- (Keuch-)Husten, Heiserkeit
- Störungen des Lymphsystems
- Degenerative Erkrankungen
- Zyklusbeschwerden bei Frauen
- Entzündung der Darmschleimhaut
- Hauterkrankungen (Ekzeme, Schuppenflechte, Akne)
- Selbstvergiftung durch mangelnde Ausscheidung von Giftstoffen

Homöopathie

Ausgleich des Hormonhaushaltes

Rotklee-Essenz

Gibt uns das Vertrauen, auch in extremen Situationen ruhig und gelassen zu bleiben.

Wissenswertes

Rotklee ist leichter verträglich als Soja, darüber sind sich die meisten Wissenschaftler einig. Die Isoflavone im Rotklee sind an Glucose gebunden, was den Rotklee bekömmlicher macht. Zusätzlich sind im Rotklee vier der fünf Isoflavone enthalten, die über eine hormonähnliche Wirkung verfügen, während in Soja nur zwei dieser Isoflavone zu finden sind. Auch wurde Rotklee eine positive Wirkung auf die Leber, das Herz-Kreislauf-System und die Knochen zugesprochen. Und sogar die Hautdichte soll von Rotklee profitieren, sodass die Zellen vor Strahlung, Alterung und Falten geschützt sind. Die Forschungen sind hier weiter im Fluss.

In der Volksheilkunde wird Rotklee unter anderem empfohlen, weil die Blüte Ruhe und Gelassenheit schenkt. Etwas, was viele Menschen in der heutigen Zeit brauchen. Wenn man sich die Wirkungen aller acht Kräuter näher betrachtet, dann ist der Tee heute wichtiger denn je.

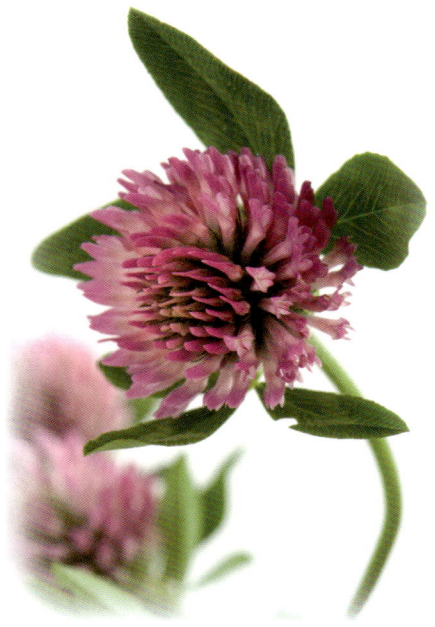

Der 8-Kräutertee kehrt den Krankheitsprozess um

Wirkung	Heilkraut
Reduzierung von Giftstoffen	Klettenwurzel, Ulmenrinde, Benediktenkraut, Brunnenkresse
Wiederherstellung der pH-Balance	Ulmenrinde
Verbesserung des Zellstoffwechsels	Ulmenrinde, Rhabarberwurzel, Rotkleeblüten
Versorgung des Körpers mit Nährstoffen und Antioxidantien	Sauerampfer, Ulmenrinde, Rhabarberwurzel, Rotklee, Brunnenkresse
Unterstützung der Ausscheidung	Sauerampfer, Rhabarberwurzel, Benediktenkraut
Stellt die Immunfunktion wieder her	Braunalge
Stärkung des parasympathischen Nervensystems	Rotkleeblüten
Verbesserung der Gewebsdurchblutung	Klettenwurzel, Sauerampfer, Rhabarberwurzel, Braunalge
Verringerung von Zellveränderungen	Klettenwurzel

Aus Erfahrung gut!
Berichte von Anwendern

Der 8-Kräutertee Flor Essence kann für jeden Menschen in fast jeder Situation als Gesundheitsvorsorge oder unterstützende Maßnahme zur Therapie hilfreich sein (Ausnahme: schwangere und stillende Frauen). Der Tee steigert die Immunabwehr, reguliert den Stoffwechsel und die Entschlackung. Er schafft das Milieu, in dem Heilung über die Selbstheilungskräfte optimal geschehen kann. Bei folgenden Erkrankungen liegen weltweit positive Erfahrungsberichte von Patienten vor, die Flor Essence über einen längeren Zeitraum hinweg eingenommen haben:

Gute Erfahrungen mit Flor Essence gibt es u. a. bisher bei:

- Allergien
- Rheuma
- Haarausfall
- Diabetes mellitus
- Multiple Sklerose
- Prostatabeschwerden
- Blasenerkrankungen
- Hormonstörungen
- Magengeschwüre
- Chronische Bronchitis
- Gefäßverengung

- Asthma
- Gicht
- Krebs
- Borreliose
- Alzheimer
- Parkinson
- Hepatitis C
- Fibromyalgie
- Entzündungen
- Chronisches Müdigkeitssyndrom
- Schmerzzustände vieler Art

- Arthritis
- Schlafstörungen
- Bluthochdruck
- Verstopfung
- Depressionen
- Schuppenflechte
- Leukämie
- Gürtelrose
- Lymphödem

- Bakterielle und virale Erkrankungen
- Darmerkrankungen (Colitis ulcerosa, Divertikel)
- Hohe Cholesterin- und / oder Harnsäurewerte

Grundsätzlich kann man sagen: Je länger eine Krankheit besteht, desto länger sollte Flor Essence getrunken werden. Die Teemischung kann gut mit anderen Naturheilverfahren und auch mit der Schulmedizin kombiniert werden.

Tausende Menschen haben den entgiftenden Effekt von Flor Essence in den vergangenen Jahren erleben dürfen – und dessen wohltuende Wirkung auf die Gesundheit.

Nachfolgend einige Auszüge aus Briefen von Flor Essence-Anwendern. Die Namen wurden aus Datenschutzgründen abgekürzt. Die Originale liegen der Autorin vor.

Besserung des Allgemeinbefindens

Ich fühle mich wieder topfit!

„Zur Wirkung von Flor Essence bei mir kann ich nur sagen: Ich fühle mich jetzt topfit. Ich bin nicht mehr so müde und abgeschlagen wie in den letzten Monaten. Die Arbeit, Beruf und Haushalt gehen jetzt ganz leicht von der Hand. Ich fühle mich wohl, trotz zur Zeit großer Belastungen ...“ (Frau M. M., Möckmühl)

Neue Freude am Tun

„Eine allgemeine Verbesserung meines Befindens (Altersbeschwerden) hat sich eingestellt. Das zeigt sich auch an einer größeren Bereitwilligkeit zur Erledigung der täglichen Pflichten, fast könnte man es Arbeitsfreude nennen. Der Tee hat überdies einen günstigen Einfluss auf die Verdauung ohne abzuführen!“ (Frau H. U., Wiesbaden)

Blutdruck normalisiert / Borreliose / Depression

„Flor Essence nimmt mein Mann erst seit Kurzem und doch ist u. a. der typische, durch Borrelien verursachte neurodermitisähnliche Ausschlag an den Schienbeinen fast abgeheilt. Bei einer erneuten Ultraschalluntersuchung der Halsarterien konnten Ablagerungen und Ausbeulungen nur noch geringfügig festgestellt werden: Das bedeutet auch, dass sich der erhöhte Blutdruck wieder normalisiert. Die

Krankheitsbeschwerden wie Glieder-, Muskel-, Gelenk- und Hoden-schmerzen, entzündete Augen und Depressionen haben sich gebessert. Wir werden weiterhin mit der „Entgiftungsdosis" behandeln."

(Frau E. H., Bauerbach)

Keine Erkältung mehr

„Nach zwei Monaten keine Erkältungskrankheit mehr, weniger Müdigkeit, bessere Leistungsfähigkeit, allgemein besseres Wohlbefinden."

(Herr W. F., Waldenbuch)

Wadenkrämpfe / Migräne

„Verkürzte, vereinfachte Amalgamausleitung, Wadenkrämpfe verschwunden, Stärkung des Immunsystems. Deutliche Migräneminderung (weiß nicht, ob vom Tee oder durch Amalgamausleitung). Und das schon nach wenigen Wochen!"

(Frau I. H., Neufahrn)

Besserung in vielen Bereichen

„Besseres Schlafen, besserer Hautzustand, gute Verdauung."

(Frau E. B., Schönberg)

Kräftigung auch nervlich

„Allgemeine Kräftigung, auch nervlich, bei gesteigerter Anspannung in der Pflege eines Angehörigen. Habe seit Jahr und Tag weder Sonn- noch Feiertag, noch Urlaub und bin sehr dankbar, dass ich alles bei sechs bis sieben Stunden Nachtruhe schaffe."

(Frau M. N., Aachen)

Seelisches Befinden

Lebensmut zurückgekehrt

„Nach zwei Monaten Einnahme von Flor Essence bin ich widerstandsfähiger und kräftiger geworden und habe wieder mehr Lebensmut!"

(Frau M.-E. N., Aachen)

Ausgeglichen und voller Energie

„Ich trinke den Flor Essence-Tee seit fünf Wochen und fühle mich seit langer Zeit wieder ausgeglichen und voller Energie. Die Verdauung klappt pünktlich. Außerdem hatte ich seit fünf Monaten ständige Schmerzen in der linken Hüfte und Taubheitsgefühle. Die Entzündung ist verschwunden, ich kann es kaum glauben."   (Frau H. H., Wiesbaden)

Innere Leichtigkeit

„Insgesamt bessere Beweglichkeit, das Gefühl innerer Leichtigkeit."
(Frau A. L., 88 Jahre, Aachen)

Wieder ausgeglichen

„Wir wurden ruhiger und ausgeglichener und werden den Tee weiter nach Vorschrift trinken. Wir möchten unsere Abwehr stärken, um mit der Verseuchung der Erde besser fertig zu werden."
(M. W., Frammersbach)

Seelischer Auftrieb

Seit einiger Zeit wenden ich und zwei Nachbarn den Flor Essence-Tee an. Der Ehemann der einen Dame ist krebskrank. Es zeigt sich, dass durch den Tee ein seelischer Auftrieb gegeben wurde: Es geschieht etwas, es wird Hoffnung geweckt, und das alles ist schon ein Segen.
Die andere Dame ist über 80 Jahre alt und hat eine deutliche Besserung ihres Befindens festgestellt. Bei mir selbst kann ich es in dem Maße noch nicht sagen, aber eine günstige Auswirkung auf meine Verdauung habe ich bemerkt."   (Herr H. U., Wiesbaden)

Selbstvertrauen gewonnen

„Innere Ruhe, Vertrauen zu mir selbst."   (Frau S. K., Worpswede)

Positive Lebenseinstellung

„Verbesserung der Psyche, Stuhlgang – Verbesserung, positive Lebenseinstellung."
(Frau B. V., Leonberg)

Mehr Schaffenskraft

„Mehr Wohlbefinden, mehr Belastbarkeit, mehr Schaffenskraft."

(Frau E. K., ohne Ortsangabe)

Schmerzen / Rheuma / Arthrose

Knochenschmerzen sind Vergangenheit

„Seit zehn Jahren leide ich an Knochenschmerzen, Bandscheiben-vorfällen (Lenden-, Brust- und Halswirbel) und Weichteilrheu-matismus. Die vielen chemischen Mittel, die ich in all den Jahren eingenommen habe, dazu die vielen Magentabletten, haben nur bedingt meine Schmerzen gedämpft. Die starken Schmerzen sind nicht ernstgenommen worden – alles sei nur psychisch – und haben mich fast in den Selbstmord getrieben, ich war so verzweifelt und bekam Depressionen. Ich bin 58 Jahre und wurde rückwirkend er-werbsunfähig geschrieben. (…) In Natur und Medizin las ich über Flor Essence und bestellte mir sofort den Tee. Mir geht es gut, kann alle täglichen Verrichtungen ohne Hilfen erledigen, bin voll beweg-lich und habe keine Schmerzen und nehme seit fünf Monaten keine Schmerzmittel. Ich fühle mich wie neugeboren, bin glücklich, fröh-lich und dankbar. (Meine Krankenkasse wird sehr entlastet.) Ich kann nur sagen: Flor Essence hilft mir." (Frau G. F., St. Augustin)

Rheuma überwunden

„Dankeschön für Ihre umfangreiche Beratung. Ich habe Ihre Rat-schläge umgesetzt (Flor Essence, Basenbäder), zusätzlich eine Er-nährungsumstellung gemacht und ab Mitte April eigenmächtig alle allopathischen Mittel abgesetzt. Heute habe ich das Rheuma überwunden und bin stolz, dass ich mich getraut habe, den Ärzten zu misstrauen. Unser Gesundheitssystem ist wirklich ein Krank-heitssystem! Mit Ihrem Zuspruch und Ihren Produkten konnte ich wieder gesund werden und meine Lebensfreude wieder erlangen. Dafür bin ich unendlich dankbar." (Gabi B., ohne Ortsangabe)

Rheuma / besseres Blutbild

„Meine Kollegin wurde vor eineinhalb Jahren plötzlich von Rheuma befallen. Ein schlimmer, schmerzhafter Schub. Sie bekam Cortison, es wurde besser, aber davon bekam sie Magenbakterien. Es wurde behandelt und war dann gut. Sie hat gleich Vitamin E, Calcium, Magnesium und Teufelskralle genommen. Das Blutbild wurde gut. Wohl durch Cortison hatte sie eine Kehlkopfentzündung und war heiser, die Stimme war krächzig und sie konnte nicht mehr singen. Seitdem nimmt sie Flor Essence, regelmäßig zwei Esslöffel morgens und abends. Bald wurde die Stimme besser und jetzt ist sie gut. Das Blutbild ist super, alles ok. Seit ein paar Wochen braucht sie kein Cortison mehr."

(Frau E. Sch., Gau-Weinheim)

Multiple Sklerose kaum mehr spürbar!

„Meine gesamte Lebensqualität ist so gut wie vor dieser Diagnose „MS"! Die Laufprobleme durch die Schwäche in den Beinen sind fast nicht mehr da. Die ständigen Schmerzen haben nachgelassen und die Gleichgewichtsstörungen sind sehr zurückgegangen. Ich mache wieder Gartenarbeit!"

(Frau K. H., Solingen)

Keine Ischiasschmerzen mehr

„Ich hatte in Verbindung mit meinen Rückgratbeschwerden (Deformierung mehrerer Wirbel) seit Jahren fast täglich starke Ischiasnervschmerzen. Spritzen, die ich auch gesundheitlich schlecht vertrage, zeigten keine Wirkung. Eine Bekannte hat mir dann Flor Essence empfohlen. Nach ca. 14 Tagen der Einnahme ließen die Schmerzen nach und sind mittlerweile (drei Jahre später) fast völlig verschwunden."

(Frau G. F., Abstatt)

Arthrose verbessert

„Zunächst wurde meine Arthrose unter der Einnahme von Flor Essence schlechter; nach ca. 4 - 6 Wochen ging es mir dann deutlich besser. Auch eine gute Regulierung des Darmes hat sich eingestellt."

(Frau F. G., Essen)

Muskelschmerzen geheilt

„Aus ungeklärter Ursache erkrankte mein vorderer Oberschenkelmuskel des linken Beines und verursachte beim Gehen erhebliche Schmerzen. Ärztliche Behandlung und das Einreiben mit verschiedenen Gelen hatte nicht die geringste Wirkung. Nach vier Monaten Plage wandte ich mich dem Flor Essence Tee zu. Zweimal habe ich esslöffelweise je 0,5 Liter verbraucht. Jetzt ist das Bein geheilt – und ich bin überglücklich!"   (Frau G. W., Mönchengladbach)

Kopfschmerzen ade

„Ich habe Flor Essence acht Wochen lang genommen und von da an habe ich keine Kopfschmerzen mehr. Durch den Tee bin ich beschwerdefrei."   (Frau G. B., Hannover)

Schulterschmerzen verschwunden

„Ungefähr nach zehn Tagen Einnahme von Flor Essence spürte ich die Linderung meiner Schmerzen im Schultergelenk (Arthrose), nach sechs Wochen hatte ich keine Schmerzen mehr! Ich kann meinen Arm wieder hochheben und fast so bewegen wie früher."
                                              (Frau E. P., Tübingen)

Knoten an den Händen bildeten sich zurück

„Seit einem Jahr litt ich unter heftigen Schmerzen in den Fingerendgelenken und Knoten in den Händen. Jede Bewegung war schmerzhaft. Ein Internist empfahl Rheuma- und Schmerzmittel und als ich dies ablehnte und nach alternativen Medikamenten fragte, bekam ich die Antwort: ‚Den Quatsch bekommen Sie nicht von mir!' Ich las von Flor Essence in „Natur und Medizin", bestellte den Tee und fing mit 2 Esslöffeln täglich an. Nach anfänglich heftigem Stuhlgang (kein Durchfall) und circa fünf Wochen regelmäßiger Einnahme von Flor Essence waren die Schmerzen verschwunden und bis auf einen Knoten bildeten sich alle zurück ."   (Frau I. S., Cuxhaven)

Allergien und Hautprobleme

Juckreiz und Ausschlag reduziert

„Meine Allergien mit Juckreiz und Ausschlag haben sich zurückge-bildet. In stark abgemilderter Form tritt es hin und wieder noch auf. Ich nehme Flor Essence weiter." (Herr P. C., Kreuzau)

Allergie ist weg

„Innerhalb weniger Wochen mit Flor Essence bildete sich eine lang-jährige und ausgeprägte Nahrungsmittel-Unverträglichkeit zurück – und ich kann wieder alles essen. Vielen Dank!" (Frau H. Z., Hamburg)

Herpes weg

„Ich nehme Flor Essence seit sechs Wochen. Herpes ist nicht mehr aufgetreten." (Frau A. H., Dülmen)

Schuppenflechte – geheilt!

„Mein Mann hatte 35 Jahre Schuppenflechte, die von Jahr zu Jahr schlimmer wurde. Nachdem es keinem Arzt gelungen ist, diese zu heilen, nahm auch er den Flor-Essence-Tee. Nach circa vier Mona-ten war die Flechte geheilt, was bis jetzt anhält. Alle Menschen, die meinen Mann mit der schlimmen Flechte am ganzen Körper gesehen haben, vertrauen jetzt ebenfalls auf Flor Essence. Selbst die Ärzte meines Mannes sind sprachlos über diesen Erfolg." (Frau G. R., Lübben)

Schuppenflechte fast geheilt

„Wir sind von der Wirkung sehr beeindruckt. Mein Mann, der wegen seiner ausgeprägten Schuppenflechte Flor Essence – in Verbindung mit einer Nahrungsumstellung – ausprobiert hat, ist von den äuße-ren Symptomen dieser Krankheit fast geheilt." (Frau B. C., Lohne)

Neurodermitis besser

„Körperlich und seelisch stabiler, weniger erkältet, Neurodermitis ist erträglicher." (Herr W. H., Krefeld)

Schuppenflechte gebessert

„Nach einem Vierteljahr trat eine bemerkenswerte Besserung ein. Mache meine Arbeit viel lieber und freue mich auf jeden Tag. Bei der Schuppenflechte trat eine erfreuliche Besserung ein." (Frau D. J., Kollnau)

Akne wurde gelindert

„Ich habe Akne und Probleme mit der Verdauung. Nach ca. einer Woche mit Flor Essence (2 mal 30 ml pro Tag) hatte ich eine bessere Verdauung; der Hautzustand hat sich stabilisiert". (Frau I. W., Heitersheim)

Ausschlag abgeheilt

„Meine Verdauung stabilisiert sich und der Ausschlag an den Händen verschwindet – das nach zweimonatiger Anwendung von Flor Essence." (Herr G. P., Herbrechtingen)

Magen-Darm-Beschwerden

Colitis ulcerosa gebessert

„Erste Besserungsanzeichen traten nach vier Monaten bei einer Dosierung von 60 ml täglich ein. Auch das Allgemeinbefinden und das Blutbild haben sich verbessert." (Frau S. L., Melsungen)

Sodbrennen fast weg

„Nach zwei Monaten waren die Magenschmerzen besser und das Sodbrennen fast weg." (Frau M. B., Bretten)

Besseres Ergebnis bei Magen-Darm-Spiegelung

„Zuerst hatte ich Drehschwindel und starke Schleimabsonderungen nach längerer Einnahme von Flor Essence. Meine vorher bestehenden Magen-Darm-Probleme besserten sich – bei der letzten Magen-Darm-Spiegelung war das Ergebnis viel besser". (Frau L. Z., Zolling)

Hämorrhoiden geschrumpft

„Nach nur 1/4 Jahr sind die Hämorrhoiden geschrumpft. Anfang zwei Esslöffel, später nach drei Wochen vier Esslöffel für zwei Monate eingenommen. Dann Pause. Nach einem Monat nur noch vorbeugend zwei Esslöffel nötig (morgens und abends)." (Frau G. W., Dinkelscherben)

Magen-Darm regulierte sich

„Ich hatte einen Candida-Pilz und auch das Bakterium Helicobacter. Nach Einnahme von Mitteln gegen beides ist es zwar besser geworden, doch ich hatte ein ewiges Rumoren im Bauch und musste mich beeilen, rechtzeitig zur Toilette zu kommen. Nach drei Wochen Einnahme von Flor Essence hörte es auf." (Frau H. W., Bremen)

Magenschleimhautentzündung besser

„Ich hatte eine chronische Magenschleimhautentzündung. Helicobacter-Behandlung hat nichts gebracht. Weiter ständiges Brennen im Magen, Aufstoßen, wochenlang Säureblocker, keine Besserung. Dann nahm ich zwei Mal am Tage drei Esslöffel Flor Essence. Nach ein paar Wochen war das Brennen verschwunden. Doch dann bekam ich einen steifen Hals mit furchtbaren Schmerzen. Daraufhin erhielt ich Spritzen und starke Rheumamittel vom Arzt. Jetzt fing das Brennen am Magen wieder an. Als der steife Hals besser wurde, setzte ich die Medikamente ab und nahm weiter meine zwei Mal drei Esslöffel Flor Essence am Tag. Nach circa vier Wochen war das Brennen am Magen verschwunden. Ich war überglücklich. Seitdem nehme ich nur noch zwei Mal zwei Esslöffel Flor Essence zur Vorbeugung und Stärkung des Immunsystems."

(Frau H. W., Bergisch Gladbach)

Magenschmerzen nahmen deutlich ab

„Nach vier Wochen Flor Essence Einnahme spürte ich eine Besserung meiner Beschwerden (Magenschleimhautentzündung), Magenschmerzen nehmen deutlich ab, ich kann wieder vieles essen, was ich schon lange weggelassen hatte. Ich trinke auch schon wieder ab und zu eine Tasse Bohnenkaffee, seit drei Jahren habe ich keinen

Kaffee mehr getrunken. Ansonsten löst sich der Schleim aus den Nebenhöhlen. Ich wusste gar nicht, was das für ein Schleim und Dreck ist. Ich habe das Gefühl, der Schleim ist einbetoniert. Auch habe ich weniger Schmerzen an meiner linken Hüfte und ich glaube, es wird auch besser durchblutet und deshalb weniger Schmerzen."

(Frau A. G., Dortmund)

Leber-, Gallen- und Nierenprobleme

Leberwerte wieder normal!

„Morgens und abends je zwei Esslöffel mit zwei Esslöffeln Wasser. Meine Leberwerte sind wieder ganz normal, keine Erreger mehr drin, trotz chronischer Hepatitis! Ich fühle mich super. Ich kann das nur weiter empfehlen. Keine Blutfettwerte mehr erhöht! Ich hatte vor fünf Wochen eine schwere Darmoperation. Meine Ärzte haben gefragt, was ich bloß gemacht hätte, meine Blutwerte waren vor und nach der Operation so super, dass ich keine Antibiotika brauchte. Da habe ich gesagt, was ich mache. Die Ärzte rieten, ich solle Flor Essence weiter nehmen wegen meiner Leber."   (Frau E. St., Schüttorf)

Gallensteine ohne Beschwerden

„Die Gallensteine sind still, die Verdauung ist besser, der Husten ist weg. "

(Frau R. H., Heidelberg)

Längere Lebenserwartung

„Unsere Oma klagte über Schmerzen im Leberbereich. Bei der Untersuchung wurde ein Fleck auf der Leber entdeckt. Um diesen genau zu analysieren, wurde sie operiert. Bei der OP stellten die Ärzte fest, dass die Leber in einem sehr schlechten Zustand sei. Das Gewebe war gutartig, operative Maßnahmen wurden nicht durchgeführt, weil das Risiko des Verblutens zu gross war. Die Ärzte gaben unserer Oma nur noch wenig Zeit zum Leben. Bei der Nachuntersuchung fragte unsere Oma den Arzt, ob sie den Flor-Essence-Tee trinken dürfe. Statt ihr Mut zu machen, sagte er: ‚Wenn Sie in zwei

Jahren noch vor mir stehen, trinke ich den auch.' Seitdem sind schon fünf Jahre vergangen und unsere Oma ist noch immer bei uns."

(Frau K. T., Kreba)

Niere funktioniert wieder besser

„Seit fünf Jahren nehme ich Flor Essence. Die ersten drei Jahre regelmäßig und danach mit Pausen von circa zwei Monaten. Ich habe fast 14 Jahre ständig Cortison eingenommen (gegen meine MS) und dadurch meine Niere schwer geschädigt. Ich musste alle 30 bis 60 Minuten zur Toilette, auch nachts. Nach circa sechs Monaten Flor Essence erlebte ich eine spürbare Besserung. Heute muss ich nur noch alle drei bis vier Stunden zur Toilette und nachts ein bis zwei Mal. Weiter hatte ich ganz eingekrümmte Fußzehen. Diese haben sich auch ganz langsam wieder gestreckt. Ich bin auch viel weniger schnell müde und an der Grenze meiner Belastbarkeit."

(G. B. , ohne Ortsangabe)

Entzündungen und Infekte

Wie neugeboren

„Ich leide seit mehr als acht Jahren an einer chronischen Bronchitis und Nasennebenhöhlen-Entzündung, die sich ständig verschlimmerten. Ich entschloss mich deshalb sofort zu einer Bestellung, als ich durch „Natur und Medizin" von den Möglichkeiten erfuhr, die sich mir durch Flor Essence boten. Der sofortige Erfolg war durchschlagend, phänomenal. Ich fühle mich schon nach der kurzen Zeit wie neugeboren."

(H. K., Lemgo)

Chronische Bronchitis

Nach circa drei Monaten deutliche Verbesserung der chronischen Bronchitis bei Einnahme von zweimal 30 ml pro Tag. Später Erhöhung auf dreimal 30 ml.

(W. G., Waldkirch)

Herz-/Kreislauf-Probleme / Bluthochdruck

Bluthochdruck

„Bei meinem Vater, 82 Jahre alt, bei guter Gesundheit, aber mit hohem Blutdruck, stellte sich ebenfalls eine unglaubliche Frische ein, ohne jede Nebenwirkung. Er arbeitet in Haus und Garten wie ein Junger, ohne zu ermüden. Außerdem hat sich, nach einigen Wochen, sein Bluthochdruck so weit reduziert, dass er nur noch die halbe Tablettenration braucht."

(G. S., Mannheim)

Blutdruck besser

„Blutdruck normalisierte sich schon nach 10 Tagen. Jetzt in der kalten Jahreszeit stelle ich eine wesentliche Verbesserung der Durchblutung fest."

(Frau E. P., Michelstadt)

Bluthochdruck / besserer Schlaf

„Ich fühlte mich im Laufe des Sommers wesentlich besser, mein Gesundheitszustand war stabiler geworden, Reduzierung der blutdrucksenkenden Medikamente. Schlaf verbesserte sich."

(Frau I. G., Kiel)

Herzbeschwerden seltener

„Seit der Einnahme von Flor Essence sind meine Herzbeschwerden wesentlich seltener aufgetreten. Allgemein gutes Wohlbefinden."

(Herr G. H., Karlsruhe)

Reduzierung von Medikamenten

„Nach vier Monaten bessere Atmung in Bezug auf Asthma und Nasennebenhöhlen-Entzündung, Reduzierung der Herzrhythmusstörungen, Reduzierung der Asthmamedikamente um 30 bis 50 %, Reduzierung der Prostatabeschwerden um 80 % und Weglassen der Medikamente, Besserung des Allgemeinbefindens."

(Herr K. Sch., Kornwestheim)

Erfahrungen bei Krebs

Eierstockkrebs

„Ich lebe mit Flor Essence seit drei Jahren. Ich bin überzeugt davon (nach anfänglichen Zweifeln), dass mir dieser Trank das Leben gerettet hat. Alles basiert auf Entgiftung des Körpers und Aufbau des Immunsystems. Der große Arzt Paracelsus meint, Entgiftung des Körpers und der Seele seien die Basis für Heilung. Ich war an einem Eierstockkrebs erkrankt, mit Ablegern im Darm. Der Arzt kann auch heute noch nicht glauben, dass ich überlebt habe."
(Frau I. V. ohne Ortsangabe)

Prostatakrebs

„Mein PSA-Wert (Blutwert) war Ende 27,6, im April lag er bei 31,6! Nach Einnahme von Flor Essence seit 13. Juni war die nächste Blutuntersuchung beim Urologen am 1. August nur noch 0,1, also kaum noch messbar. Ähnlich bei der Blutentnahme am 15. November. Zusammengefasst: Nach nur zwei Monaten war der Blutwert durch die Einnahme von Flor Essence normal!"
(Herr G. St., Bad Bevensen)

Lungenkrebs mit Metastasen

„Im April wurden bei mir Entzündungsherde in der Lunge und Metastasen festgestellt. Im Mai musste ich mit einer aus 12 Sitzungen bestehenden Chemotherapie beginnen. Anfang September musste ich die Chemotherapie nach neun Sitzungen beenden, die Leukozyten waren zu niedrig (1000) und ich fühlte mich auch sehr erschöpft. Es begannen nun Untersuchungen der Lunge und der Metastasen, die leider ergaben, dass sich weder die Entzündungsherde noch die Metastasen verändert hatten. Der Arzt teilte mir mit, dass ich mich nun erst einmal erholen solle und dass nach einer weiteren Untersuchung eine noch aggressivere Chemotherapie folgen müsse. Meine 19-jährige Nichte machte mich auf den Tee Flor Essence aufmerksam. Ich bestellte ihn mir. Hierzu möchte ich noch betonen, dass ich ein sehr skeptischer Mensch bin und an eine Heilung durch Tee nicht glaube. Ich trank den Tee in meiner Zeit der Erholung täglich zwei Mal laut Anweisung.

Am 23. Oktober war ich wieder beim Arzt. Er konnte mir sagen, dass die Lungen ohne Befund seien und die Metastasen kaum noch vorhanden. Die sehr aggressive Chemotherapie, vor der ich mich so sehr gefürchtet hatte, sei nun nicht mehr nötig. Vor Freude war ich sprachlos."

(Frau K.N., Frankfurt/Main)

Metastasen sind verschwunden

„Ich erlebte eine Verbesserung meines Zustands nach zwei Monaten Einnahme von Flor Essence. Die bereits bestehenden Metastasen im Schulterblatt, Halswirbelsäule, Rippenbereich, Prostata haben sich total zurückgebildet."

(Herr R. D., Monheim)

Blasenkrebs

„Eine meiner Schülerinnen empfahl mir den Tee. Ich hatte Blasenkrebs und man wollte mir partout die Blase herausoperieren. Ich habe mich geweigert, mich zum Krüppel machen zu lassen. Stattdessen trank ich den Tee. Noch vor vier Wochen sagte mir mein Urologe in der Klinik, dass ich ohne Totaloperation keine Chance hätte, ein Jahr zu überleben. Vor einer Woche machte selbiger Urologe erneut eine Blasenspiegelung und fand trotz allen Suchens keinen Krebs mehr. Ich werde natürlich Flor Essence weiter trinken."

(Herr H. Sch., Schönborn)

Non-Hodykin-Lymphom

„Im Juli erfuhren wir völlig überraschend, dass ich an einem Non-Hodgkin-Lymphom, fortgeschrittenes Stadium, erkrankt war. Die Schulmediziner waren aufgrund dessen nicht sehr optimistisch. Auch nach elf Zyklen Chemotherapie waren die Tumore nicht verschwunden, jedoch „geschrumpft". Nach acht Zyklen Chemotherapie kamen wir zufällig durch meinen früheren Hausarzt (Internist und Facharzt für Homöopathie) an Informationen über Flor Essence und entschlossen uns – zuerst etwas zögerlich – diesen kanadischen Wundertrunk zu testen. Bereits nach einigen Wochen besserten sich meine Blutwerte, obwohl man uns sagte, die Werte würden nach Chemotherapie schlecht bleiben. Nach weiteren drei Monaten hatte sich auch mein gesamtes Wohlbefinden verbessert. Seit 13 Monaten arbeite ich wieder voll und fühle mich sehr wohl. Auch die bisher durchgeführten Kontrolluntersuchungen (CT-Aufnahmen und Blutuntersuchungen) ließen keine neuen Tumore erkennen!" (Herr W. L., Ludwigshafen)

Brustkrebs

„Ich hatte Brustkrebs. Seit der Einnahme von Flor Essence habe ich gute Blutwerte, sehr gute Leberwerte, kaum noch Migräne, kaum noch Asthma und sehr guten Schlaf! Und es gibt keinen Nachweis mehr auf Tumorzellen!" (Frau K. Sch., Varch)

Wirkungen der Chemotherapie reduziert

„Ich habe Brustkrebs. Die Chemo- und Strahlentherapie habe ich mit Flor Essence besser vertragen; zwei Tage nach der Chemotherapie konnte ich schon wieder joggen. Die gesamte Verbesserung begann nach zwei Wochen Einnahme von Flor Essence." (Frau R. L., Kronshagen)

Grundlegende Verbesserung

„Ich setze Flor Essence im Rahmen alternativer Verfahren ausschließlich bei Krebserkrankungen seit 2,5 Jahren ein. ...Auf jeden Fall wurde eine grundlegende Verbesserung der Lebensqualität, Schmerzverhinderung, allgemeines Wohlbefinden, Beseitigung von Nebenwirkungen infolge von Chemotherapie und Bestrahlungen erreicht. Ich habe Fälle von Metastasenremissionen und Tumorrückgängen zu verzeichnen .... Und ich habe eine Reihe von Patienten, bei denen nach drei Jahren kein Rezidiv aufgetreten ist, die sich wieder wohlfühlen und auch die volle Arbeitsfähigkeit wieder erreicht haben. Rein subjektiv bin ich der Überzeugung, dass Flor Essence eine tiefgreifende Wirkung auf die Normalisierung des Stoffwechsels, die Entgiftung des Organismus und die Stabilisierung des Immunsystems hat." (Dr. G., ohne Ortsangabe)

Lymphom

„Ich habe ein Lymphom. Drei Wochen nach der Einnahme von Flor Essence verbesserten sich meine Blutwerte kontinuierlich (HB von 11,2 bis heute 15,4). Auch das Immunsystem ist stabiler geworden. Die Ärzte sind begeistert über meinen Zustand." (Frau U. N., Dierdorf)

Krebsnachbehandlung

„Nach einer Unterleibskrebstherapie im Februar des Jahres nimmt meine Mutter nun seit Anfang März täglich Flor Essence. Sie fühlt sich dadurch wieder fit und leistungsfähig. Die letzte Untersuchung im August ergab, dass kein Krebs mehr zu erkennen ist."

(Frau U. J., Nordheim)

Brustkrebs und Melanom

„Ich hatte mehrfach Brustkrebs und ein Melanom. Ich nehme Flor Essence seit März. Mein Allgemeinbefinden hat sich seit Mai verbessert. Ich fühle mich nicht mehr kraftlos, sondern regelrecht gestärkt. Flor Essence gibt mir viel Hoffnung (neben dem wiedergefundenen Glauben), und ich bin dankbar, dass es diesen Tee jetzt hier gibt."

(Frau B. H., ohne Ortsangabe)

Der Trank heilte meinen Mann

„Im Frühjahr erkrankte mein Mann, er bekam ein ganz dickes, aufgedunsenes Gesicht. Erst nach verschiedenen Arztbesuchen stellte es sich heraus, dass er Lungenkrebs hatte.

Das Geschwür drückte bei ihm auf die Blutadern, so dass das Blut nicht mehr richtig fließen konnte. Er wurde bestrahlt und chemotherapiert. Kurz nach der ersten Chemotherapie begegnete ich einer Bekannten und klagte über unsere Sorgen. Sie empfahl mir Flor Essence und gab mir gleich eine Packung mit. Sofort bereitete ich dieselbe nach Anweisung zu und gab es meinem Mann. Bei der 1. Chemo gingen ihm die Haare aus, bei der 2. weniger und bei der 3. fand der Arzt auf dem Röntgenbild kaum noch etwas.

Nun ist es 1,5 Jahre her und bei der letzten CT-Untersuchung war die Lunge frei. (Ich muss dazu erwähnen: die Anfangs-Diagnose hieß: bösartig und nicht operierbar!) Ich bin völlig überzeugt, dass dies einzig und allein der Trank heilte, mit Gottes Hilfe! Mittlerweile habe ich den Tee vielen Menschen weiterempfohlen und habe erfahren, dass er auch anderen Erkrankten geholfen hat."

(Frau M. H., Aspach)

Stärkt Immunsystem

„Ich habe über zwei Jahre Flor Essence auf Anraten meiner Ärztin (für Naturheilverfahren) angewendet. Dies im Rahmen der Krebsnachbehandlung. Ich habe nur positive Erfahrungen damit gemacht. Es stärkt das Immunsystem und verbessert das Allgemeinbefinden."

(Frau B.G., per Mail)

Prostatabeschwerden

Prostata-Beschwerden besser

„Flor Essence ist mir bisher sehr gut bekommen. Meine Probleme mit Blase und Prostata haben sich sehr gebessert. Das Wasserlassen erfolgt wieder ohne Schwierigkeiten."

(Herr R. S., Halle)

Probleme beim Wasserlassen

„Ich hatte Schwierigkeiten mit dem Wasserlassen und konnte es oft nur schwer halten. Dieses hat sich jetzt vollkommen normalisiert."

(Herr G. Z., Alfhausen)

PSA-Wert normalisiert

„Nach sechs Wochen täglicher Einnahme kein nächtliches Wasserlassen mehr. Nach einem PSA-Test in der letzten Woche sind meine Werte normal."

(Herr D. K., Steinfurt)

Geschwüre und Knoten

Geschwollener Lymphknoten nicht mehr tastbar

„Nach zwei Monaten Flor Essence spüre ich nicht mehr die angeschwollenen Lymphknoten unter meinem rechten Arm."

(Frau F. K., ohne Ortsangabe)

Knoten verschwand

„Vor Weihnachten bemerkte ich einen harten Knoten, erbsengroß, neben der Narbe in der Leiste. Innerhalb von drei Wochen wuchs der Knoten zu der Größe eines Hühnereis und war sehr hart und die Haut zog sich daran fest. Ich hatte Schmerzen beim Laufen und Sitzen. Da ich keine Zeit hatte zum Arzt zu gehen und ehrlich gesagt auch große Angst davor hatte, nahm ich Flor Essence, den ich von meiner Tochter als Gesundheitsvorbeugung zu Weihnachten geschenkt bekam. Ich hatte ihr damals noch nichts von dem Knoten erzählt, ich konnte eigentlich überhaupt nicht darüber reden vor lauter Angst. Nur mein Mann drängte, dass ich doch endlich zum Arzt gehen soll. Ich sagte, unters Messer kann ich noch früh genug, ich probiere erst einmal Flor Essence. Nach fünf Monaten war mein Knoten weg. Ich kann Ihnen gar nicht sagen, wie glücklich ich bin.

Ich bin überzeugt, wäre ich zum Arzt gegangen, wäre ich sofort ins Krankenhaus zur OP eingeliefert worden. Es kann eigentlich auch nur durch die Wirkung von Flor Essence weggegangen sein, denn ich habe sonst nichts gemacht. Ich hatte statt zwei Mal ein Esslöffel gleich zwei Mal zwei Esslöffel eingenommen." (Frau H. V., Bad Salzungen)

Chronische Beschwerden

Asthma gebessert

„Nach vier Wochen verspürte ich eine Linderung. Ich brauche weniger Spray. Ich habe sonst bis zwölf Mal am Tag mein Asthmaspray nehmen müssen, jetzt höchstens sechs Mal pro Tag." (V. G., Dortmund)

Cholesterinwerte gesunken

„Bei der letzten Blutuntersuchung waren die Cholesterinwerte auf 239 gesunken und ich hatte keine Erklärung dafür, da ich meine Ernährung nicht verändert hatte. Die Eisenwerte waren angestiegen, auch dafür keine Erklärung. Sollte die Einnahme von Flor Essence dies bewirken? Ich nehme zur Zeit keine Medikamente gegen die Cholesterinwerte, sondern versuche es durch die Ernährung in den Griff zu bekommen, hatte aber bis jetzt keinen entscheidenden Erfolg. Deshalb war die Überraschung bei der letzten Blutuntersuchung groß."

(Frau H. D., Limburg)

Nahrungsmittelunverträglichkeit überwunden

„Dieses wunderbare Mittel kann man guten Gewissens weiter empfehlen. Wir haben es im Bekanntenkreis schon gegen diverse Beschwerden versucht und jedes Mal stellte sich bald ein Erfolg, zumindest eine Linderung ein. Frau Z. zum Beispiel hat innerhalb weniger Wochen eine langjährige und ausgeprägte Nahrungsmittelunverträglichkeit überwunden – und kann nun wieder alles essen."

(Frau A. St., Hamburg)

Jahrelange Bronchitis geheilt

„Wegen meiner jahrelangen Bronchitis habe ich über 70 Arztbesuche (verschiedene Fachrichtungen) hinter mir. Ich wurde mit Medikamenten vollgestopft, auch Antibiotika. Es trat nur eine sehr geringe Besserung ein. Zäh-schleimige Auswürfe bis zu meinem Lebensende wollte ich nicht. Seitdem ich Flor Essence nehme, ist nach drei bis vier Monaten eine deutliche Besserung eingetreten!"

(Herr W. Q., ohne Ortsangabe)

Cholesterinwerte normal

Seit Jahren waren meine Cholesterinwerte zu hoch (Grenzbereich). Nach meiner Teekur mit Flor Essence von circa 22 Wochen und meiner anschließenden Blutuntersuchung erfuhr ich ein erfreuliches und zugleich erstaunlich positives Ergebnis. Meine Werte haben sich verbessert und liegen nun im Normbereich." (Herr H. H., Essen)

Haare / Nägel

Fingernägel und Haare wachsen besser

„Fühle mich kräftiger, leistungsfähiger, schlafe besser. Fingernägel wachsen schneller, bessere Haare. Ich fühle mich rundherum gut und gesund."
(Frau J. B., ohne Ortsangabe)

Dünnes Haar wird voller

„Den ersten Beutel habe ich als Gesundheits-Prophylaxe angesetzt und ich muss sagen, ich war angenehm überrascht, denn meine ach so dünnen Haare haben eine Fülle angenommen, die ich mir schon seit einer Ewigkeit gewünscht habe. Auch mein Wohlbefinden war gut."
(Frau M. G., Köln)

Augen

„Die Sehschärfe meines Auges (Grauer Star) wird immer besser. Ich hoffe, dass die Linse sich langsam reinigt. Mein Augenhochdruck ist verschwunden."
(M. G., Köln)

„Mein grauer Star im linken Auge, das heißt die Netzhaut, hat sich nach Auskunft des Augenarztes etwas gebessert. Da ich seit 33 Jahren Diabetiker bin, hoffe ich, dass sich noch vieles bessern kann."
(Herr E. H., Uhldingen)

Diabetes

„Abwehrsteigerung (Körper fängt an zu arbeiten), etwas bessere Zuckerwerte, mehr Aktivität."
(Frau H. F., Wörthen)

„Meine Blutzuckerwerte – ich habe seit 1995 Diabetes Typ II und halte meine Werte bisher mit Diät – haben sich verbessert." (Frau B. P., Halle)

Die häufigsten Fragen zum Kräutertee

Menschen, die sich mit dem Gedanken tragen, eine Kur mit dem Tee zu machen, haben die verschiedensten Fragen. Einige wichtige Anliegen von Anwendern aus Kanada und Deutschland sind in diesem Kapitel zusammengefasst.

Was passiert im Körper, wenn man regelmäßig den Indianertee trinkt?

Der Tee wirkt auf verschiedenen Ebenen. Er entsäuert, entschlackt, entgiftet, verbessert Blutwerte, reguliert das Immunsystem und den Stoffwechsel. Aus diesen Gründen kann man den Tee sowohl vorbeugend als auch begleitend bei allen möglichen Beschwerden trinken.

Flor Essence wirkt offensichtlich bis in die Zellebene. Die Kräuter-Essenz identifiziert alle Arten fremder Zellmaterie und hilft dem Abwehrsystem, diese wieder loszuwerden. Es sind oftmals Bakterien, Viren und Pilze, die für uns schädlich sind. Die meisten der 8 Kräuter haben eine antibakterielle, antivirale und antimykotische Wirkung. Der Tee verbessert zweifelsohne das Milieu des Körpers.

Gleichzeitig unterstützt der Tee den Körper darin, totes Zellmaterial oder Abfälle, die von gesunden Zellen in ihrer normalen Funktion ausgeschieden wurden, loszuwerden. Wir sprechen von Entschlackung. Die Reinigung der extrazellulären Flüssigkeit löst den Heilungsprozess aus. Ausreichend Wasser trinken hilft, die Ausleitung zu unterstützen.

Sobald die Zellen, speziell in den Entgiftungsorganen Leber, Niere und Lunge gereinigt sind, können sie ihre Aufgabe wieder besser erfüllen. Diese Organe können dann fremdes Zellmaterial und Zellabfälle aus anderen Körperbereichen gründlicher herausbefördern. Zum Beispiel aus dem Blutkreislauf, dem Lymphsystem, den Verdauungsorganen, der Muskulatur, dem Nervensystem und dem

Knochengerüst. Dann können diese ihrerseits wieder besser arbeiten. Das alles sind Faktoren, warum der Tee bei so vielen Krankheiten helfen kann.

Wie dosiere ich den Tee?

Erwachsene nehmen zur Erhaltung ihrer Gesundheit 30 bis 60 ml (zwei bis vier Esslöffel) pro Tag. Entweder morgens nüchtern, eine halbe Stunde vor dem Frühstück und vor dem Schlafengehen oder eine halbe Stunde vor den Mahlzeiten. Sollte es zu Unwohlsein durch den Entgiftungsprozess kommen, können Sie auch mit einem Eßlöffel pro Tag nüchtern und vor dem Schlafengehen beginnen. Nur in seltenen Fällen muss man anfangs noch mehr reduzieren.

Zur Entschlackung und Entgiftung nehmen Erwachsene: 60 ml (vier Esslöffel) zwei Mal täglich, am besten eine halbe Stunde vor dem Frühstück und vor dem Schlafengehen oder eine halbe Stunde vor den Mahlzeiten.

Im Krankheitsfall oder bei Befindlichkeitsstörungen können Erwachsene die Dosis auf 90 ml (sechs Esslöffel) zwei Mal täglich steigern (also insgesamt 180 ml).

Bei ernsthaften Erkrankungen ist die richtige Dosis für Erwachsene: drei bis vier Mal täglich 90 ml, also 270 ml bis 360 ml pro Tag zu den oben genannten Zeiten.

Viele schwer kranke Menschen machen den Fehler und trinken eine zu geringe Dosierung. Die jahrzehntelange Erfahrung zeigt, dass bei der Einnahme einer ausreichenden Menge des Tees (mehr als 180 ml täglich) über einen längeren Zeitraum häufig auch das Wachstum von Krebs gestoppt werden konnte. Manche Anwender nahmen sogar 360 ml in drei oder vier Dosen pro Tag, immer mit der gleichen Menge heißen Wassers verdünnt und langsam getrunken. Außerdem tranken sie zusätzlich immer mindestens zwei Liter Quellwasser, zum Beispiel Montcalm, pro Tag.

Welche Dosierung sollten Kinder nehmen?

Zur Erhaltung ihrer Gesundheit kann man Kindern von drei bis 12 Jahren morgens und abends einen Teelöffel in der gleichen Menge heißen Wasser geben. Wenn eine Entgiftung gewünscht wird, muss die Dosis erhöht werden auf zweimal einen Esslöffel, morgens nüchtern und abends vor dem Schlafengehen. Bei Gesundheitsstörungen empfiehlt sich die doppelte Menge, einmal morgens zwei Esslöffel und einmal abends zwei Esslöffel. Sollte keine Besserung eintreten, kann die Dosis noch einmal verdoppelt werden.

Bei Kleinkindern, die jünger als zwei Jahre sind, reicht ein Teelöffel pro Tag entweder morgens oder abends. Auch hier die Menge erhöhen, wenn Gesundheitsstörungen vorliegen. Sollte keine Besserung eintreten nochmals erhöhen. Wenn Kindern der Geschmack Probleme bereitet, mischt man den Tee mit Kräutertee oder zuckerfreien Saft.

Wie schnell kann man erste Resultate erwarten?

Das ist sehr unterschiedlich und hängt vom Grad der Gesundheitsstörungen ab. Es gibt Menschen, die binnen weniger Tage ein Resultat ihrer Entgiftung bemerken, bei anderen – besonders chronisch Kranke – kann es vorkommen, dass sich Resultate auch erst nach etlichen Wochen oder sogar Monaten zeigen. In der Regel spüren die meisten Anwender nach zwei bis vier Wochen eine Verbesserung ihres Zustandes.

Wer sollte den Tee nicht einnehmen?

- Schwangere und stillende Mütter (man sollte in dieser Zeit nicht entgiften)
- Menschen mit einer massiven Überfunktion der Schilddrüse oder einer Allergie gegen Jod und Hashimoto-Patienten
- Dialyse-Patienten
- Menschen mit Organtransplantationen von Lunge, Leber, Herz, Nieren und anderer Organe. In diesen Fällen müssen die Betroffenen ja immer Medikamente nehmen, die das Immunsystem unterdrücken. Es besteht hier die Möglichkeit, dass der Tee die notwendige Wirkung der Immunsuppresiva behindert.

Bei Knochenmark-Transplantationen, bei denen der Patient eigenes Knochenmark bekommt und daher keine Medikamente einnehmen muss, ist die Einnahme des Tees dagegen kein Problem.

Wie lange sollte ich den Tee einnehmen?

Sie können mit dem Tee eine Kur von zwei bis drei Monaten machen, wenn Sie ihn vorbeugend trinken. Sind sie sehr krank, ist es ratsam, ihn permanent zu sich nehmen.

Eine Teepause von einigen Wochen ist erst nach über einem Jahr zu empfehlen. Viele Anwender berichten, dass sie merken, wenn es wieder an der Zeit ist, den Tee zu trinken.

Sie spüren den Effekt des Tees an einem besseren Wohlbefinden, dass ihre Beschwerden zurückgehen und sie die Medikamente, die sie üblicherweise einnehmen, ggf. sogar reduzieren oder ganz weglassen können. Das sollten Sie jedoch mit ihrem Arzt oder Heilpraktiker besprechen.

Gibt es Unverträglichkeiten bei der Einnahme des Tees?

Unverträglichkeiten können auftreten, wenn man zu Beginn zu viel von dem Tee trinkt, da er sehr stark entgiftet. Übelkeit, Kopfschmerzen, kleine Pusteln auf der Haut oder leichter Durchfall können erste Anzeichen einer Entgiftung sein.

Ich muss Medikamente nehmen, kann ich den Tee trotzdem trinken?

Ja, aus der jahrzehntenlangen Erfahrung spricht nichts dagegen. Einzige Ausnahme sind Immunsuppressiva, also Medikamente, welche das Immunsystem unterdrücken. Der Tee führt häufig dazu, dass Medikamente besser vertragen werden und mit der Zeit sogar reduziert werden können. Wechselwirkungen mit Medikamenten sind nicht bekannt. Allerdings sollten Sie nach Ihrer Tasse Tee 10 bis 15 Minuten warten, bis Sie andere Mittel einnehmen. Die Kräutermischung stört weder die Einnahme von schulmedizinischen Medikamenten noch von naturheilkundlichen Präparaten.

Kann man den Tee begleitend zu einer Chemotherapie oder Bestrahlung einnehmen?

Ja, auch hier hat die jahrzehntelange Erfahrung gezeigt, dass dies gut möglich ist.

Patienten, die begleitend zu einer Chemotherapie oder Bestrahlungen, den Tee getrunken haben, berichten über eine rasche Erholung. Viele der sonst üblichen Nebenwirkungen wie Haarausfall, Übelkeit, Immunschwäche, Hautschäden und Appetitmangel konnten deutlich reduziert werden. Sie sollten allerdings nach einer Chemotherapie erst eine Pause von drei bis fünf Tagen einlegen, ehe Sie mit dem Teetrinken beginnen.

Wie wirkt der 8-Kräutertee bei Allergien und Autoimmunerkrankungen?

Auch hier gibt es sehr gute Erfahrungen, vor allem bei Allergien.
Der Tee wirkt sehr stark als Reinigungs- und Entgiftungsmittel.
Dies bedeutet, dass Flor Essence die Menge an Toxinen und Giften, mit denen das Immunsystem normalerweise zu kämpfen hat, reduziert. So kann dieses wieder besser funktionieren, was positive Auswirkungen bei Allergien und Autoimmunkrankheiten haben kann.

Vorsicht geboten ist jedoch bei der Hashimoto-Thyreoiditis, kurz Hashimoto genannt. Hierbei handelt es sich um eine Autoimmunerkrankung, die zu einer chronischen Entzündung der Schilddrüse führt. Hier sollten Sie den Tee nicht trinken.

Ist es zu empfehlen, den Tee konzentrierter herzustellen, indem man ihn zum Beispiel mit der Hälfte der Wassermenge kocht?

Besser nicht. Der Grund, warum man genau 1 ¼ Liter Wasser pro Beutel nimmt ist der, dass es die optimale Menge ist, damit die Inhaltsstoffe sich in ihrer Wirkung voll entfalten können. Die Hälfte des Wassers würde vermutlich dazu führen, dass die Flüssigkeit so vollständig gesättigt wäre, dass nicht alle aktiven Substanzen komplett in den Sud austreten könnten und somit ein Teil der Wirkung verloren ginge.

Kann man die Kräuter auch mittrinken?

Ja, das können Sie. Kräuter enthalten viele Mineralien und auch Ballaststoffe, welche zusätzlich Gifte binden können. Der Tee ist jedoch genau so wirksam, wenn Sie ihn absieben. Manche Anwender mischen die Kräuter auch unter das Futter Ihrer Haustiere.

Warum soll der Tee nicht in der Plastikflasche aufbewahrt werden?

Nach Möglichkeit sollten Sie Plastikflaschen meiden. Das trifft in erster Linie auf dünne, billige Plastikflaschen zu. Die enthalten Weichmacher (Bisphenol A / BPA), die einen negativen Einfluss auf unser Hormonsystem haben. Inzwischen gibt es auch Kunststoffflaschen ohne BPA, aber selbst in diese sollten Sie keine heißen Flüssigkeiten einfüllen. Es entstehen auch unerwünschte Reaktionen zwischen dem Kunststoff und den im Tee enthaltenen Inhaltsstoffe.

Darf ich den Tee in der Mikrowelle erhitzen?

Nein, Mikrowellenherde sind Gefahrenherde. Am besten bringen Sie das Teil gleich auf den Sondermüll. Die Mikrowelle ist keine natürliche Form der Erwärmung. Die Entwicklung stammt aus dem militärischen Bereich. Die Moleküle der Nahrung werden in einer Sekunde Zigmillionen Mal hin und her bewegt. Nach einer Studie des Schweizer Ernährungswissenschaftlers Dr. Hans-Ulrich Hertel leidet die Qualität der Nahrung, wenn sie in der Mikrowelle erhitzt wurde. Er stuft die Mikrowelle als gesundheitsschädlich ein, weil sie unter anderem Blutwerte massiv verschlechtern kann.

Ist es nötig den Tee zu verdünnen?

Ja, verdünnen Sie den Tee unbedingt immer mit Wasser, egal ob Sie die fertige Flüssigkeit oder die Teemischung kaufen. Die Verdünnung sollte mit heißem Wasser erfolgen, da Gesundheitsgetränke besser aufgenommen werden können, wenn sie Körpertemperatur haben. Lassen Sie beim schluckweisen Trinken den Tee jeweils für einige Zeit im Mund. Dadurch wird er bereits über die Mundschleimhaut in die Blutbahn aufgenommen. Somit kann er schneller wirken.

Wie kann ich die Symptome während einer Entgiftung lindern?

Der Körper kann so überladen sein von Giften, dass sogar eine geringe Menge von zwei bis drei Esslöffeln Tee Unwohlsein auslösen kann. Leicht erhöhte Temperatur, Kopfschmerzen, Muskelschmerzen oder grippeartige Symptome können Anzeichen einer Reinigungskrise sein, welche bis zu fünf Wochen nach der Einnahme auftreten können. All diese Symptome sind ein Zeichen, dass der Tee wirkt – allerdings vielleicht etwas zu stark.

Um dem Körper bei der Entgiftung zu helfen und die Symptome zu mildern, sollte man:

- Mehr Wasser trinken. Eine tägliche Mindestmenge von 1,5 bis 2 Litern ist notwendig, um die Schlacken und Toxine auszuschwemmen. Je mehr Sie trinken, desto besser funktioniert die Entgiftung.

- Falls die Reaktionen nicht nachlassen, unterbrechen Sie die Einnahme und trinken Sie viel Wasser. Sobald die Beschwerden verschwinden, fangen Sie wieder mit einer geringeren Einnahmemenge an.

- In manchen Fällen, vor allem bei einer Entgiftung von Schwermetallen, kann es sinnvoll sein, parallel Mittel zu nehmen, die Giftstoffe binden. Bewährt haben sich hier vor allem die Chlorella-Alge und Zeolith-Heilerde (zum Beispiel ToxaPrevent).

Was kann ich tun, wenn die Entgiftungssymptome anhalten?

Reduzieren Sie die tägliche Einnahmemenge auf einen Esslöffel am Morgen und – sofern Sie es vertragen – einen Esslöffel am Abend. Steigern Sie die Dosis langsam wöchentlich oder zweiwöchentlich.

Ist der fertig zubereitete Flor Essence-Tee intensiver in der Wirkung?

Ja, die fertige Essence ist wirkungsvoller, allerdings auch teurer. Dies ist bedingt durch den aufwendigen Herstellungsprozess in Kanada und die hohen Transportkosten.

Wie können Menschen, die nicht in der Lage sind, den Kräutertee zu trinken, diesen dennoch einnehmen?

Grundsätzlich besteht die Möglichkeit bei Menschen, die über eine Magensonde ernährt werden, den Tee direkt über die Sonde zuzuführen. Darüber hinaus ist es möglich, Patienten mit einer Pipette tropfenweise etwas Tee unter die Zunge zu geben.

Warum sollte der Tee nach Möglichkeit auf nüchternen Magen eingenommen werden?

Auf nüchternen Magen ist die Wirkung besser als nach dem Essen. Es ist aber auch möglich den Tee einzunehmen, wenn die letzte Mahlzeit drei Stunden her ist.

Der Tee wirkt appetitanregend, aber dies ist doch nicht bei jedermann erwünscht?

Es ist nicht zwangsläufig so, dass jeder eine appetitanregende Wirkung spürt. Bei Älteren oder sehr kranken Menschen, die durch ihre Befindlichkeitsstörungen leicht unterernährt sind, ist es gut, wenn sie wieder mehr essen.

Grundsätzlich hat der Tee eine regulierende Wirkung. Wenn Sie Übergewicht haben, kann es sogar sein, dass Sie weniger Appetit haben. Viele Gesunde merken, dass sie nicht mehr so ausgeprägt den Drang haben, Süßigkeiten oder Suchtmittel wie Alkohol und Nikotin zu konsumieren. Es gab sogar schon einen Anwender, der während einer Kur mit Flor Essence mit dem Rauchen aufgehört hatte. Die Zigaretten hatten ihn so angewidert, dass er das Rauchen für immer aufgab.

Wenn der Tee zusammen mit Nahrungsergänzungsmitteln angewandt wird, nimmt man dann nicht von bestimmten Stoffen zu viel auf?

Jedes der 8 Kräuter ist reich an Vitaminen, Mineralien und anderen Nährstoffen. Doch bei der geringen Menge, die man letztlich trinkt, besteht keine Gefahr der Überversorgung. Oft ist es sogar hilfreich, während einer Kur mit dem Tee Nahrungsergänzungsmittel einzunehmen, und den Körper bei der Entgiftung zu unterstützen. Gifte werden im Körper oft an Selen, Zink, Schwefel oder an Eiweiß gebunden, die dann ausgeschieden werden. Es macht also Sinn, diese wieder zu ersetzen.

Wieviel Jod ist in Flor Essence enthalten?

Die täglich empfohlene Einnahmemenge (= RDA) für Jod beträgt derzeit 150 Mikrogramm/Tag. Wissenschaftlichen Untersuchungen zufolge beträgt die maximale Einnahmemenge für Erwachsene 1,1 Milligramm pro Tag. Der Durchschnitt aller Flor Essence-Proben, die vom Hersteller getestet wurden, liegt bei weniger als 1,2 Mikrogramm Jod pro Milliliter Tee.

Das bedeutet für die täglichen Einnahmemengen: Bei zweimal 60 ml täglich sind das 72 Mikrogramm Jod pro Tag, die wir zu uns nehmen. Bei zweimal 120 ml täglich wären es 144 Mikrogramm/Tag. Insofern besteht kaum eine Gefahr für Patienten, die eine Überfunktion der Schilddrüse haben. Lediglich Menschen, die allergisch auf Jod reagieren, sollten den Indianertee meiden.

Kann man die Essenz auch äußerlich anwenden?

Ja, der Tee kann auch als Umschlag oder Kompresse verwendet werden. Die Wirkstoffe können über die Haut aufgenommen werden. Hierzu werden entweder reine Baumwollgaze oder ein Flanelltuch mit dem unverdünnten Tee getränkt und auf die entsprechenden Stellen gelegt. Das Kräutersediment, das beim Absieben übrig bleibt, kann ebenfalls für diesen Zweck verwendet werden. Der Tee wurde auch als Vaginalspülung oder Klistier mit erstaunlich guten Resultaten angewendet. Es gibt auch mehrere Erfolgsberichte, nach denen der Flor Essence-Tee mittels Katheder in die Blase eingebracht wurde, um dortige Geschwülste zu behandeln. Hier sollte die Dosis, wenn nötig, nur sehr vorsichtig erhöht werden.

Die äußere Anwendung wird zum Beispiel bei kranken Tieren gewählt, wenn diese an Hautkrebs, Ekzemen oder auch nicht sichtbaren, aber tastbaren Tumoren leiden.

Kann man auch Tiere mit den Tee behandeln?

Ja, auch hier gibt es sehr gute Erfahrungen. Man sollte sich bezüglich der Dosierung am Gewicht des Tieres orientieren. Tiere, die weniger als 1 bis zu 2,5 kg wiegen, sollten maximal ein bis eineinhalb Esslöffel Flor Essence täglich bekommen.

Hat das Tier ein Körpergewicht von 3 bis 7,5 kg, sollte es zwei Esslöffel täglich erhalten. Ab 8 bis 5 kg beträgt die Dosis 2 bis 4 Esslöffel und zwischen 15,5 und 25,5 kg 4 bis 6 Esslöffel.

Bei einem Gewicht von 23 bis 30 kg können Sie 6 bis 8 Esslöffel geben, bei 30,5 bis 45 kg sind es 8 bis 12 Esslöffel und wenn das Tier 45,5 bis 60 kg wiegt, dürfen es zwischen 12 und 16 Esslöffel sein.

Die Dosis sollte unverdünnt verabreicht werden und kann auf zwei Portionen pro Tag verteilt werden. Die Mindestdosis sollte jedoch zwei Esslöffel betragen.

Bei akuten Erkrankungen soll der Tee – wenn möglich – immer nüchtern gegeben werden. Wenn starker Widerstand besteht, kann der Tee mit dem Lieblingsfutter des Tieres gemischt werden.

Gibt es Qualitätskontrollen für die Flor Essence-Kräuter?

Die Kräuter stammen zu 95 % aus Bio-Anbau oder aus Wildsammlung. Die Firma Flora baut die Kräuter zum Teil auf eigenen Farmen an oder bezieht die Kräuter von Vertragsbauern aus aller Welt. Diese sind zertifiziert und arbeiten nach einem hohen Qualitätsstandard.

Die Qualitätskontrollen, welche die Kräuter beim Hersteller Flora durchlaufen, sind ebenfalls sehr streng. Flora hat in Kanada und inzwischen auch weltweit als Produzent von Gesundheitsprodukten einen ausgezeichneten Ruf.

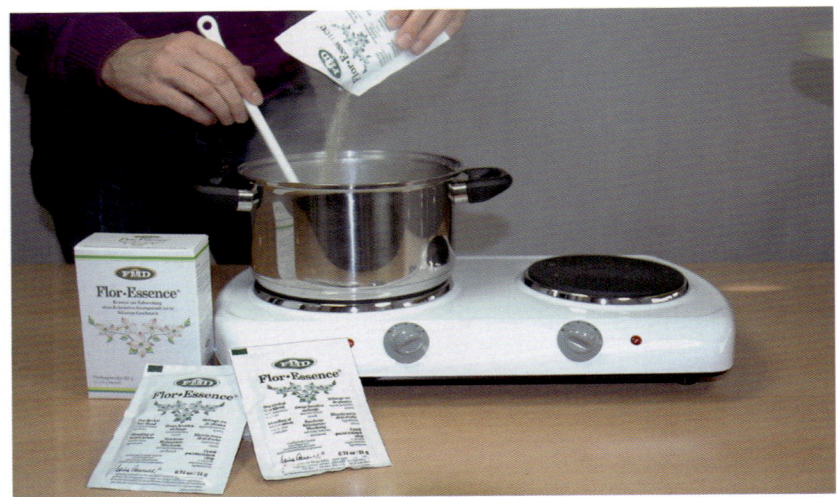

Ein Portionsbeutel der Kräutermischung in 1 ¼ Liter kochendes Wasser rühren. Auf kleiner Stufe 15 Minuten leicht sieden lassen. Deckel darauf und über Nacht stehen lassen.

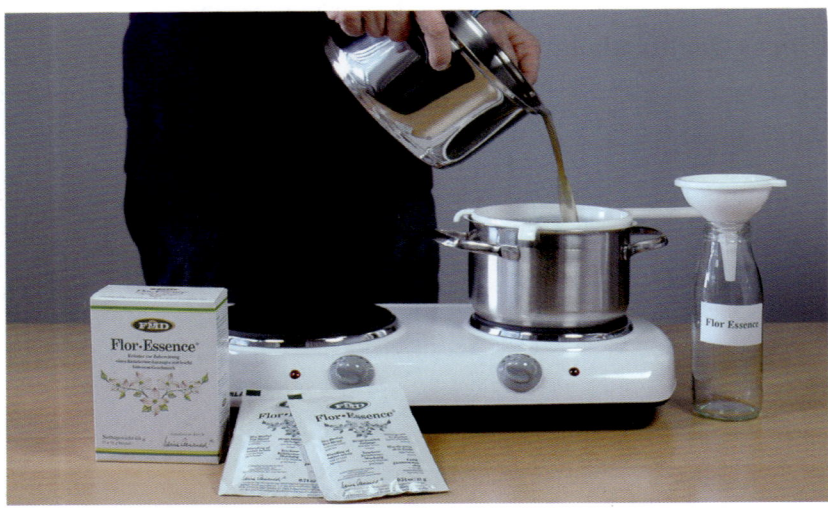

Am nächsten Tag nochmal kurz aufkochen, durchsieben und in eine Flasche füllen.

Die Zubereitung der Essenz

Für die Ojibwa-Indianer war diese 8-Kräutermischung ein Heilgetränk. Entsprechend achtsam haben sie die Kräuter gesammelt, getrocknet, den Tee zubereitet – und mit Andacht getrunken! Sie wussten um die stark entgiftende Wirkung und was sie ihrem Körper Gutes tun, wenn sie ihm die wenigen Löffel pro Tag zuführen.

Die Original 8-Kräutermischung ist in Apotheken, Gesundheitsläden und im Versandhandel unter der Bezeichnung Flor Essence erhältlich. Es ist davon abzuraten, die Kräuter selber zu mischen. Zum einen sind manche Kräuter wie die nordamerikanische Ulmenrinde und die Rhabarberwurzel schwer erhältlich, zum anderen ist das Mischungsverhältnis der einzelnen Kräuter untereinander sehr wichtig. Dr. Brusch und Rene Caisse haben jahrzehntelang experimentiert, um das optimale Verhältnis zu finden. Elaine Alexander hat die genaue Rezeptur dann später an die kanadische Firma Flora weitergegeben, die seit 1995 Flor Essence herstellt.

Wie der Name Flor Essence schon vermuten lässt, kocht man aus den Kräutern eine Essenz, auch Dekokt genannt. Diese spezielle Zubereitung kommt meist zum Einsatz, wenn Wurzeln oder Rinden Bestandteil eines Rezeptes sind. Keine Sorge, es ist denkbar einfach. Es gibt die Essenz auch schon fertig zubereitet, diese ist jedoch um einiges teurer als die trockene Kräutermischung zum selber Kochen. Und glauben sie: Es macht Spaß, sich selbst ein Heilmittel zuzubereiten. Man muss insgesamt etwa 10 bis 15 Minuten reine Arbeitszeit investieren.

1. In einem großen Topf bringen Sie 1 ¼ Liter Wasser zum Kochen. Dann den Inhalt eines Portionsbeutels in das Wasser schütten und umrühren.15 Minuten bei kleiner Stufe leicht sieden lassen – dabei den Deckel auf den Topf geben. Während der Tee vor sich hin köchelt, können Sie in dieser Zeit etwas anderes tun.

Danach den Topf von der Kochfläche nehmen. Sollten sich Kräuterreste am Deckel oder am Rand des Topfes befinden, so können diese mit einem Kochlöffel oder Spatel zurück in den Tee gegeben werden.

Den Deckel wieder auf den Topf geben und das Ganze zehn bis zwölf Stunden bei Raumtemperatur ziehen lassen. Das ist sehr einfach, wenn die Mischung am Abend zubereitet wird und sie über Nacht ziehen kann.

2. Am nächsten Morgen bzw. nach Ablauf der zehn bis zwölf Stunden: Den Tee noch einmal kurz aufkochen lassen. Einige Minuten stehen lassen, damit sich die Kräuter absetzen können.

Nun den Tee durch ein Sieb gießen und leicht abkühlen lassen. Das Sieb sollte nicht zu fein sein, sonst dauert das Durchsieben sehr lange. Bei einem gröberen Sieb verbleiben kleine Kräuter-Partikel in der Essenz. Diese setzen sich dann am Boden der Flasche ab. Einfach die Flasche vor Gebrauch schütteln. Wenn die Partikel im Tee nicht gewünscht werden, entnimmt man die Essenz ohne die Flasche vorher zu schütteln, dann bleiben die Partikel am Flaschenboden.

Den Tee in eine gut gereinigte, heiß ausgespülte 1-Liter-Glasflasche füllen. Anschließend verschließt man die Flasche sorgfältig und lässt sie abkühlen, um sie danach in den Kühlschrank zu stellen. Die Teemischung muss nun immer kühl aufbewahrt werden. (Jedoch nicht einfrieren!)

Es ist ratsam immer eine frische Glasflasche zu verwenden, da man viele Flaschen wegen des engen Halses nicht gut reinigen kann. Eine Ausnahme sind Milchflaschen. Diese lassen sich mit einer Flaschenbürste gut säubern.

Die Haltbarkeit im Kühlschrank nach dem Öffnen beträgt maximal drei Wochen! Entscheidend für die Haltbarkeit ist, dass die Flasche vor der Abfüllung gut gereinigt wurde. Der Tee kann auch in zwei kleinere Glasflaschen abgefüllt werden.

Die Einnahme des Flor Essence-Tees

Zu Beginn sollten Sie nicht mehr als zwei Esslöffel am Morgen und zwei Esslöffel vor dem Schlafengehen nehmen. Für eine optimale Bekömmlichkeit wird diese Menge Flor Essence mit der gleichen Menge heißen Wassers verdünnt. Das hat auch den Vorteil, dass Sie den Tee nicht kalt trinken müssen.

Am Anfang sollte diese Dosierung nicht überschritten werden. Die Entgiftungswirkung ist in der Tat sehr stark. Daher wird empfohlen, mit dieser Menge zu beginnen und bei Bedarf langsam zu steigern. Das ist eine sanfte Behandlung. Bei einer schweren Erkrankung kann und sollten (nach langsamer Steigerung) bis zu acht Esslöffel Flor Essence morgens und abends getrunken werden.

Dabei sollte beachtet werden: Der Tee löst viele Giftstoffe im Körper. Das kann manchmal zu Unwohlsein führen. Die Ausscheidung wird gefördert, wenn man sich viel bewegt und viel trinkt. Circa 1,5 bis 2 Liter gutes, reines Wasser ohne Kohlensäure ist eine gute Möglichkeit, den Körper optimal zu unterstützen.

Studien zur 8-Kräutermischung

Leider gibt es noch keine randomisierten, placebo-kontrollierten Doppelblindstudien, die an Menschen durchgeführt wurden. Dafür aber einige empirische Studien, also auf Studien, die auf Erfahrungen beruht. Ärzte sprechen auch von einer „evidenzbasierte Medizin" (englisch evidence-based medicine = „auf Beweismaterial gestützte Heilkunde").

Neben zahlreichen Patienten- und Arztberichten aus der 70-jährigen Erfahrung im Umgang mit dieser Kräutermischung sind zwei wissenschaftliche Studien besonders interessant.

Eine empirische Studie wurde 1998 an der Universität von Texas am Zentrum für komplementäre und alternative Medizin durchgeführt. Anhand eines Fragebogens wurden 1577 Krebspatienten zu ihren Erfahrungen mit Flor Essence befragt.

Studienleiterin war Dr. Ph.D. Mary Ann Richardson. Unterstützt wurde die Studie durch das National Institut of Health. Die Ergebnisse sprechen für sich:

Die überwiegende Mehrheit der Patienten (86,7 %) berichten gleich von **mehreren positiven Effekten** durch die Anwendung des Kräutertees, unter anderem folgende:

„Ich fühle mich besser" (53,2 %),
„Kein Fortschreiten des Krebsgeschehens" (40,6 %),
„Wieder in der Lage, Alltagsarbeiten zu verrichten" (34 %),
„Mehr Energie" (31,5 %),
„Bessere Bewältigung der Krankheit" (26 ,3 %),
„Linderung von Krebssymptomen" (22,3 %)
und „Heilung von Krebs" (16,2 %).

Fast neun von zehn Patienten wurden zuvor mit konventionellen Krebstherapien behandelt (Chemotherapie, Bestrahlungen). Nahezu alle berichteten über positive Auswirkungen von Flor Essence, einschließlich weniger Schmerzen, weniger Übelkeit und Müdigkeit und Steigerung des Appetits. Die meisten Teilnehmer der Studie hatten den Tee mindestens für sechs Monate getrunken, fast die Hälfte sogar über ein Jahr.

Quelle: Die US- Zeitschrift HerbalGram Nr.50

An der Gesundheitsabteilung des staatlichen russischen Forschungsinstituts für traditionelle Behandlungsmethoden in Moskau wurde der Tee getestet. Am Institut für Medizinal- und Aromapflanzen unter der medizinischen Leitung von Dr. med. Vladimier K. Kolkhir folgende Eigenschaften der 8-Kräuterkur eruiert:

Spezifische Wirkung von Flor Essence

- Immunsteigernd
- Entgiftend (Antitoxisch)
- Magen- und Leberschützend
- Schützend auf Kapillaren
- Hemmt Entzündungen
- Hemmt die Ausschüttung von Histamin
- Verbessert die körperliche Ausdauer und Leistungsfähigkeit
- Fördert die Gallensekretion
- Fördert die Regenerationsfähigkeit des Organismus nach Belastung
- Fördert die Ausscheidung von Natrium, ohne die Ausscheidung von Kalium-Ionen zu beeinflussen
- Fördert die Peristaltik des Darmes
- Regeneriert die Magenschleimhaut

Quelle: Gesund durch Indianerheilwissen / Parole Puplishing 2004

Der 8-Kräutertee
in einer Naturheilklinik

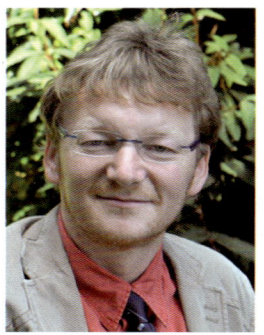

Dr. med. Ralf Oettmeier ist Chefarzt der „Klinik im Leben" in Greiz, der ersten TÜV-zertifizierten Klinik für biologische Medizin in Deutschland. Naturheilverfahren wie Hyperthermie und die biologische Krebstherapie sind Behandlungsschwerpunkte in der Klinik. Bei einigen Krebspatienten wird die Kräuterteemischung Flor Essence als unterstützende Therapie eingesetzt.

Wie sind Sie auf Flor Essence aufmerksam geworden?

Ein Patient, der Flor Essence kannte und bereits eingenommen hatte, brachte uns eine Packung mit. Daraufhin haben wir uns näher über den Tee informiert – und ihn in unser biologisches Behandlungskonzept mit aufgenommen. Das war vor etwa zehn Jahren.

Welche biologischen Krebstherapien setzen Sie in der Regel ein?

In unserer biologischen Krebsbehandlung setzen wir mehrere natürliche tumorhemmende Stoffe wie Flor Essence ein. Aus etwa 100 Biostoffen testen wir für jeden unserer Patienten ein individuelles Behandlungskonzept aus, und zwar über die Elektroakupunktur nach Voll (EAV).

Häufig kombinieren wir Flor Essence mit anderen Tees, wie dem „7 x 7 Tee" von Peter Jentschura und dem Lapacho-Tee. Wir verabreichen sie abwechselnd in einer Art „Schaukeltherapie". Dieses Vorgehen verhindert den Gewöhnungseffekt einer Monotherapie. Oft werden zusätzlich zu der Teekur andere Nahrungsergänzungen wie Vitamin B 17, Salvestrole, Heilpilze oder Resveratrol verordnet. Unsere Krebsbehandlung ist multimodal, arbeitet also immer gleichzeitig auf den verschiedenen biologischen Ebenen.

Wie haben Ihre Patienten auf die Verordnung reagiert?

Unsere Patienten sind alle sehr motiviert, gut informiert und aufge-schlossen für Naturheilmittel. Sie finden Flor Essence toll – nur der Geschmack des Tees ist für manche zunächst gewöhnungsbedürftig. Viele Anwender stellen fest, dass durch Flor Essence die Verdauung angeregt und verbessert wird.

Gibt es eine oder mehrere spezielle Krebsformen, bei denen Ihrer Meinung nach Flor Essence besonders gut anschlägt?

Ich empfehle den Tee besonders bei Prostatakrebs und Brustkrebs. Diese zwei Krebsformen sind oft – zumindest zum Teil auf seelische Ursachen bzw. auf „heruntergeschluckte Konflikte" zurückzuführen. Flor Essence hat eine ganzheitliche Wirkung auf Körper und Seele.

Können Sie ein Beispiel nennen, wo ein Patient durch Flor Essence eine wesentliche Verbesserung seiner Erkrankung erfahren durfte?

Ein Patient aus unserer Region hatte Prostatakrebs. Er wollte sich nicht operieren lassen, weil er die Nebenwirkungen wie Impotenz nicht in Kauf nehmen wollte. Wir haben ihn zunächst mit einem kombinierten Immunprogramm behandelt. Doch der PSA-Wert ist trotzdem weitergestiegen. Dann habe ich ihm Flor Essence emp-fohlen – in Kombination mit einer Ernährungsumstellung – und ab dann ist der PSA-Wert auf unter 10 gesunken. Der Patient nimmt Flor Essence nun seit sechs Jahren und er ist seit fünf Jahren ge-sundheitlich stabil. Dieser Mann schwört einfach auf Flor Essence.

Empfehlen Sie Ihren Patienten Flor Essence weiterhin zu neh-men, selbst wenn sich ihr Gesundheitszustand verbessert hat?

Ja, wir empfehlen Flor Essence um Rückfälle zu vermeiden. Doch auch zur allgemeinen Prävention. Ich selber nehme Flor Essence auch immer mal wieder, zum Beispiel wenn ich wie demnächst – eine Reinigungs- und Regenerationskur mache.

Infos über die „Naturheilklinik": www.klinik-imleben.de

Interview
mit einem Krebspatienten

„Nein" zur Chemo- und Strahlentherapie
70-Jähriger überwindet schwere Krebserkrankung

Im November 2009 bekam der damals 69-jährige Kurt Neumann*
die Diagnose Prostatakrebs und Metastasen im ganzen Körper.
Strahlen- und Chemotherapie boten die Ärzte an, doch er lehnte ab
und ließ sich aus der Klinik entlassen. Seine Lebenserwartung be-
trug nur noch vier Monate. Ein homöopathischer Arzt empfahl ihm,
strikt Rohkost zu essen. Zusätzlich trank er Flor Essence-Tee und
nahm Salvestrole. Mit dem Ergebnis, dass seine Werte sich extrem
verbesserten und er heute nahezu beschwerdefrei ist.

**Die Strahlen- und Chemotherapie lehnten Sie ab. Wurde
Ihnen noch etwas anderes angeboten?**

Mein Schwiegersohn, der Arzt ist, hat mich wenigstens zu einer
Hormontherapie überredet.

Was bedeutete das für Sie?

Ich bekomme alle drei Monate eine Spritze, die das Testosteron
bremst, und muss Tabletten einnehmen.

Was haben Sie nach Ihrem Krankenhausaufenthalt gemacht?

Ich habe selbst Erkundigungen eingezogen. Noch von der Klinik aus
ließ ich einen Arzt, der auch Homöopath ist, durch meine Tochter
informieren, was mit mir los wäre. Er kam in die Klinik, schaute sich
meine Werte an und meinte nur: „Das sieht nicht gut aus. Ihre Werte
sind extrem schlecht." Auch der Urologe hatte übrigens gesagt, dass
sie so einen hohen Tumormarker bei Prostata noch nie hatten. Also,
das war alles andere als ermutigend. Ich meinte nur zu dem homöopathischen Arzt: „Ich gehe auch wieder heim." Da sagte er: „Wissen
Sie was? Machen Sie eisern Rohkost!"

* Name von der Redaktion geändert.

Und das haben Sie befolgt?

Ja, ich habe mich von einen Tag auf den anderen auf Rohkost umgestellt und bin für ein Jahr und drei Monate dabei geblieben.

Hat die Umstellung auf Rohkost etwas bewirkt?

Ich weiß es nicht genau. Jedenfalls ging es mir nicht schlecht. Es war nur so, dass ich am Schluss keine Rohkost mehr sehen konnte.

Hatten Sie außer der Ernährungsumstellung noch etwas anderes unternommen?

Ja, ich hatte die ganze Zeit diesen Indianertee „Flor Essence" getrunken.

Wie haben sich Ihre Prostatawerte entwickelt?

Das war erstaunlich: Im November 2009 hatte ich in der Klinik einen Wert von 137. Als ich im Februar 2010 zur Kontrolle ging, war er etwas über 1. Der Arzt meinte: „Moment, wir müssen das noch einmal machen, wir haben uns vermessen. Jetzt müssen wir noch einmal Blut abnehmen." Dann haben sie es noch einmal gemacht und kamen auf das gleiche Ergebnis.

Was hat Ihr Schwiegersohn dazu gesagt?

Er und der untersuchende Arzt waren der Ansicht, dass ich eben sehr gut auf diese Hormontherapie anspreche.

Haben Sie nach diesem positiven Ergebnis irgendetwas an Ihrem Lebensstil verändert?

Nein, aber ich bin zu dem homöopathischen Arzt gegangen und habe ihm die Werte präsentiert. Bei diesem Anlass fragte er mich: „Kennen Sie Salvestrole?" Ich antwortete: „Nie gehört." Und er sagte: „Ich auch nicht bis vor Kurzem: Es handelt sich um einen Naturstoff, der aus Pflanzen gewonnen wird. Dieser wirkt gegen Krebs und zwar ganz gleich welchen." Er fragte mich, ob ich das ausprobieren wollte. Ich hatte nichts dagegen.

Sie nehmen diese Salvestrole also seit Frühjahr 2010?

Ja, am Anfang zwei täglich, zwischendurch drei täglich und jetzt wieder zwei täglich – morgens und abends eine. Ich habe keine Ahnung, wie meine Werte sind.

Wie war der weitere Verlauf?

Bei der nächsten Untersuchung im Sommer 2010 hat mein Schwiegersohn eine Ultraschalluntersuchung gemacht und festgestellt: „Ich sehe gar keinen Krebs mehr."

Also ab Sommer 2010, ein halbes Jahr nachdem man Ihnen sagte, sie hätten nur noch vier Monate zu leben, war kein Krebs mehr feststellbar?

Ja. Auch der an der Wirbelsäule war weg, das hat ein Computertomogramm ergeben. Im Moment habe ich nur Metastasen am rechten Schulterblatt. Die strahlen Schmerzen aus, das stört mich etwas. Und ich habe Metastasen in der rechten Hüfte.

Trinken Sie den Flor Essence-Tee noch regelmäßig?

Jeden Tag und ich nehme zwei Mal täglich diese Salvestrol-Kapseln. Und einige Herztabletten.

Was sagt Ihr Schwiegersohn dazu, dass Sie den Tee und die Salvestrole nehmen?

Das hält er für Spinnerei. Letztes Jahr habe ich extra eine Fortbildung besucht, die eigentlich nur Ärzten vorbehalten war. Sie wurde gehalten von dem Professor Burke, der einer der Entwickler dieser Salvestrole ist. Es war sehr interessant, was sich im Körper biochemisch abspielt durch diese Kapseln. Die Wirkstoffe gehen gezielt in den Stoffwechsel, greifen jedoch nur Krebszellen an und bringen die zum Absterben. Die gesunden Zellen werden nicht geschädigt.

Das ist eine vergleichsweise kostengünstige Krebstherapie.

Genau. Für meine Heilung habe ich im Monat rund 115,- € ausgegeben.

Interview
mit einer Kräuterexpertin

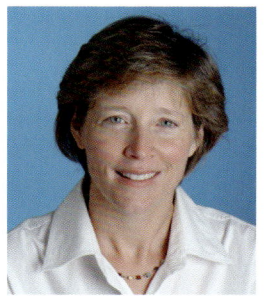 Die kanadische Ärztin Bev Maya hat am „College of Phytotherapy" ihr Diplom als medizinische Kräuterexpertin erworben. Die Ausbildung dauerte fünf Jahre. Solange, wie die durchschnittliche Kräuterausbilung eines Medizinmannes. Zusammen mit sechs weiteren Ärzten arbeitet sie in einer Naturheilklinik in Vancouver.

Wie lange haben Sie Erfahrung mit dem 8-Kräutertee?

Ich setze den Flor Essence Tee seit ungefähr zehn Jahren bei einer Vielzahl von Beschwerden ein.

Was ist der Unterschied zwischen dem Indianertee und anderen Entgiftungstherapien?

Es gibt hier in Kanada eine Menge Produkte für die Entgiftung. Doch wenn ich mir die Inhaltsstoffe dieser Mittel anschaue, enthalten viele stark wirksame Kräuter, die zum Ziel haben, den Körper von unerwünschten Giften zu befreien. Doch Entgiftung ist für unseren Körper Schwerstarbeit. Damit man sich während und nach der Entgiftung mit den üblichen Mitteln besser und nicht schlechter fühlt, müsste die Vitalität des Körpers extrem hoch sein. Mit anderen Worten: Die Konstitution des Betreffenden müsste schon sehr robust sein. Doch das ist bei den meisten Leuten, die nach Entschlackung suchen nicht der Fall. Normalerweise sind deren Entgiftungsorgane (Leber, Niere und Verdauungstrakt) entzündet und funktionieren nicht optimal. Außerdem tragen sie bereits eine Menge Gifte in ihren Zellen, die langsam ausgeschieden werden müssen, so dass die Entgiftungsorgane nicht überfordert werden.

Flor Essence ist die einzige mir bekannte Kräutermischung auf dem Markt, die den Körper sanft inklusive aller Entgiftungsorgane und doch wirkungsvoll unterstützt. Flor Essence normalisiert und gleicht aus, so dass diese Organe gut funktionieren können. So kann optimale Gesundheit erreicht werden. Flor Essence gelangt zum Kernstück des Ungleichgewichts im Körper, so dass dieser sich von selbst heilen kann.

Es wird gesagt, dass Flor Essence sehr tiefgreifend wirkt, im Innersten der Zellen. Stimmt das mit Ihren Erfahrungen überein? Und wie können Sie sich diese gründliche Wirkung in Bezug auf Ihr Kräuterwissen erklären?

Wenn wir uns das kranke Körpergewebe anschauen, dann kommen Gifte mit unseren Schleimhäuten in Verbindung mit dem Verdauungstrakt, den Atemwegen, dem Urogenitaltrakt und dem Genitaltrakt. Wenn die Gifte unsere Organe erreichen, findet reflexartig eine Veränderung in allen Schleimhäuten statt. Wenn der Körper optimal gesund ist, haben die Körperöffnungen eingebaute Abwehrmechanismen, die zusammenarbeiten, um eintretende Gifte zu bekämpfen. Einschließlich Schadstoffe, Nahrungszusätze, Bakterien, Pilze und Viren. Wenn unsere Abwehr jedoch überlastet ist, weil die Gesundheit beeinträchtigt ist, stören die Gifte das empfindliche Säure-Basen-Gleichgewicht im Körpergewebe.

Eine weiterführende Veränderung des pH-Wertes im Darm führt zu einer Entzündung und Verstopfung, die die Durchlässigkeit der Darmschleimhäut erhöht, allgemein bekannt als „Leaky-Gut-Syndrom". Das bedeutet, das Netz, das den Durchtritt von Nährstoffen in den Blutstrom kontrolliert, vergrößert sich. Gifte gelangen über den Darm in den Körper. Mit der Zeit führen die eintretenden Gifte zu einer Dysfunktion des Immunsystems und der Hormonsteuerung. Das ist häufig der Beginn von Autoimmunerkrankungen wie Morbus Crohn, Multiple Sklerose sowie endokrine Erkrankungen inklusive Unter- und Überfunktion der Talgdrüsen. Weiterhin überlasten die Toxine die Funktion unseres DNA-Reparatursystems. Infolge dieser Störung können in der DNA Veränderungen entstehen. Diese wiederum führen zu einem Verlust des programmierten Zelltodes und einem Wachstum von undifferenzierten Geweben. Einfacher ausgedrückt: Es entsteht Krebs.

Die in Flor Essence enthaltenen Stoffe erkennt der Körper als Nahrung, so dass die sekundären Pflanzenstoffe sofort aufgenommen und verwertet werden. Es ist bekannt, dass es 70 Tage dauert, bis sich alle Zellen im Körper erneuert haben. Daher empfehle ich Flor Essence mindestens drei Monate zu nehmen. Flor Essence ist eine kraftvolle Ergänzung für die tägliche Gesundheitsvorsorge.

Was meinen Sie sind die Hauptgründe für reduzierte Leistungsfähigkeit, Gesundheitsprobleme und frühes Altern. Stellen Sie ähnliche Faktoren bei Ihren Patienten fest?

Unsere Welt ist nicht die, in der unsere Eltern oder Großeltern aufgewachsen sind. Seit der industriellen Revolution steht die Wirtschaft an erster Stelle, anstelle von Schutz und Fürsorge für uns und unsere Umwelt. Die Folge davon ist, dass wir ständig Umweltgiften in der Luft ausgesetzt sind, die wir einatmen, im Wasser, das wir trinken und in der Nahrung, die wir essen. Unsere körpereigenen Schutzmechanismen können mit diesen Angriffen nicht fertig werden.

Außerdem stimulieren die meisten Ereignisse, denen wir täglich ausgesetzt sind, die Kampf- oder Flucht-Reaktion in unserem Nervensystem. Dazu zählen Stress, Schlafmangel oder das Ansehen gewaltvoller Sendungen im Fernsehen. Wenn unser Nervensystem glaubt, dass Gefahr droht, sind unsere Selbstheilungskräfte außer Gefecht gesetzt und unser Schlaf ist zutiefst gestört. Viele Genussmittel wie Zucker, Alkohol oder Kaffee belasten das Nervensystem zusätzlich.

Die zu häufige Überstimulation des Adrenalinspiegels in die Kampf- oder Flucht-Reaktion führt dazu, dass andere Teile des endokrinen Systems aus dem Gleichgewicht geraten. Das bedeutet den Fortpflanzungsorganen, der Schilddrüse und der Bauchspeicheldrüse werden Grundstoffe, die für die Hormonproduktion nötig sind, entzogen. Das zeigt sich im Körper durch Symptome wie geringe Leistungsfähigkeit, Beschwerden im Vorfeld der weiblichen Monatsblutung, Hitzewallungen, nächtliche Schweißausbrüche, Schlaflosigkeit, träger Stoffwechsel, geringe Körpertemperatur, ungenügende Durchblutung, Probleme mit dem Zuckerstoffwechsel bis hin zur Zeugungsunfähigkeit.

Der Schlüssel, um Gesundheit wiederzuerlangen, ist vollwertige Ernährung sowie die Unterstützung aller Körpersysteme, die dazu beitragen, den Körper zu entgiften. Die Beruhigung des Nervensystems ist ebenfalls eine Möglichkeit, das System in Normalstellung zu bringen. Flor Essence hilft dabei, wieder ein Gleichgewicht bei allen Schlüsselfunktionen des Körpers zu erreichen.

Für welche Altersgruppen empfehlen Sie die Entgiftung mit der Kräuter- Essence besonders?

Flor Essence kann in jedem Alter getrunken werden. Er ist sicher und effektiv. Ich setze ihn in meiner Praxis bei allen Altersgruppen ein.

Wirkt der Indianertee lediglich aufgrund seines Entgiftungseffektes oder gibt es noch andere Gründe, warum er für spezielle Gesundheitsprobleme empfohlen wird? Bei welchen Krankheiten oder Befindlichkeitsstörungen würden Sie ihn besonders erwähnen?

Viele chronische Gesundheitsprobleme sind eine Folge einer Belastung mit Toxinen. Die Giftstoffe in den Zellen stören die normale Zellfunktion. Ich verabreiche Flor Essence zu Beginn oft erst in geringen Dosen (die ersten beiden Monaten lediglich 10 ml zwei Mal täglich). Danach stellen viele Patienten eine Verbesserung ihres Stoffwechsels fest.

Als Naturmedizinerin bemühe ich mich, eher die natürlichen Abläufe zu behandeln als die Symptome. In der Regel empfehle ich Flor Essence bei vielen Befindlichkeitsstörungen wie Gicht, Geschwüre, Gallensteine, Nierensteine, Arthritis, Bronchitis, Nierenentzündung, Asthma, chronische Krankheiten, Reizdarmsyndrom, alle Autoimmunkrankheiten sowie alle Befindlichkeitsstörungen, die auf eine Störung des Hormongleichgewichts zurückzuführen sind.

Dauert es lange, bis bei Ihren Patienten eine Wirkung eintritt?

Patienten, die eine geringe Vergiftung aufweisen, reagieren sehr schnell auf die Kräutermischung, manchmal in weniger als einer Woche. Jene, die seit langer Zeit unter chronischen oder vielfachen Krankheitsprozessen leiden, reagieren unter Umständen sehr langsam. In der Regel sage ich den Patienten, sie mögen Ergebnisse nicht vor drei Monaten erwarten. Da Gesundheit auch von optimaler Ernährung und Lebensführung abhängt, hängt die Geschwindigkeit, in der eine Person einen positiven Effekt spürt, auch von diesen Faktoren ab. In vielen Fällen berichten die Patienten von besserem Schlaf, einer verbesserten Darmfunktion und sogar von einer verbesserten Konzentration und Kreativität.

Was sind die drei Hauptgründe, weswegen man den 8-Kräutertee nehmen sollte?

Wenn möglich empfehle ich Flor Essence als leichte und effektive Unterstützung für die Zellgesundheit.

Der tägliche Gebrauch des Tees sorgt dafür, dass potenziell schädliche Gifte schnell aus dem Körper geschleust werden, bevor sie Schäden anrichten können. Und wie ich schon vorher erwähnte, gibt es eine Vielzahl von Giften. In unserer heutigen Umwelt benötigen wir zusätzliche Schutzmaßnahmen.

Für jeden, der unter chronischen und fortschreitenden Krankheiten leidet, ist Flor Essence ein Muss.

Das Wissen der Ojibwa-Indianer

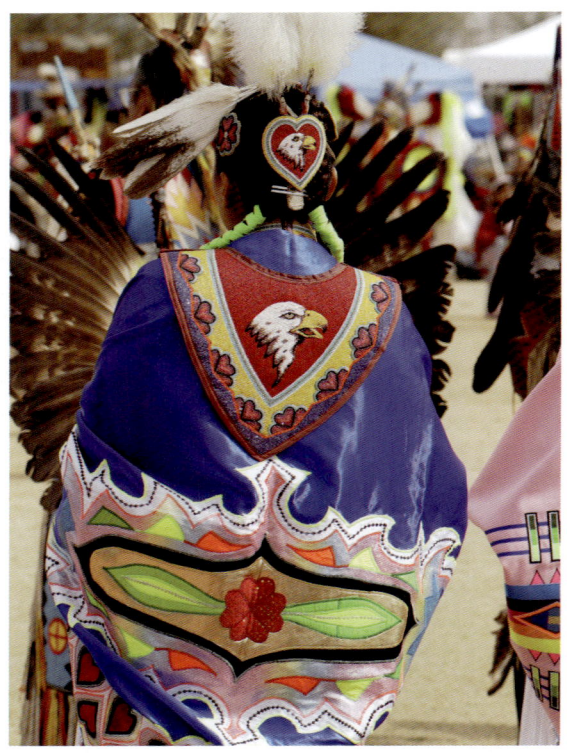

„Der gravierende Unterschied zwischen moderner, westlicher Medizin und traditionellen Heilmethoden der nordamerikanischen Indianer ist der, dass die Medizin der weißen Doktoren in ihrer Tendenz sehr mechanisch ist. Die Person ist repariert, aber sie ist nicht besser dran als zuvor.

Auf indianische Art ist es möglich, dauerhafter gesund zu werden, wenn man mit der richtigen Behandlung durch eine Krankheit hindurch gegangen ist.“

Ernie Benedict, Mohawk-Heiler

Flor Essence wird oft als „Der Heilige Trank der Indianer" bezeichnet. Um den Ursprung und die Heilkraft des Kräutertrankes noch besser verstehen zu können, ist es sinnvoll, einiges über die Ojibwa-Indianer und die nordamerikanischen Indianer allgemein zu wissen: Ihre Kultur, ihre Philosophie, ihre naturverbundene Lebensweise, ihr Verständnis von Heilung und über die „Midewiwin", die Gemeinschaft der heilkundigen Medizinmänner (Schamanen), von welchen das Rezept der Teemischung ursprünglich stammt.

Die Natur im Mittelpunkt

Respekt vor allen Lebewesen, Wahrhaftigkeit und tiefe Verbundenheit mit der Natur – das zeichnet die Philosophie und Lebensweise der Indianer Nordamerikas aus. Für sie stand die Harmonie als Quelle des Wohlbefindens schon immer im Mittelpunkt des Lebens. Lebt ein Mensch nicht mehr im Einklang mit seiner natürlichen oder sozialen Umwelt, dann stört er die Harmonie und wird krank. Jede Krankheit, jeder Schmerz hat seinen Ursprung, meinen die Indianer.

Die Fähigkeit zu heilen verlangt mehr als das bloße Wissen um den Körper. Sie umfasst alle Lebensbereiche. Indianische Medizin ist mehr als die Behandlung von Krankheiten. Sie stiftet Identität durch Rituale, schafft Zusammenhalt durch Gemeinschaftserlebnisse. Sie befriedigt seelische und emotionale Bedürfnisse durch ihre Naturverbundenheit.

Indianische Medizin ist Kräuterheilkunde, Psychotherapie und Philosophie. Die indianischen Medizinmänner sind häufig Menschen, die sogenannte Nahtod-Erlebnisse hatten - zum Beispiel nach einer erlittenen Krankheit. Sie verschafften ihnen eine Sonderrolle in der Gesellschaft. Eine alte indianische Erkenntnis sagt über den weiten Weg zum Schamanentum:

„Wenn du jeden Schmerz gespürt und alle Tränen geweint hast, wenn sie Tropfen für Tropfen auf dein Herz gefallen sind, dann kommt die Weisheit."

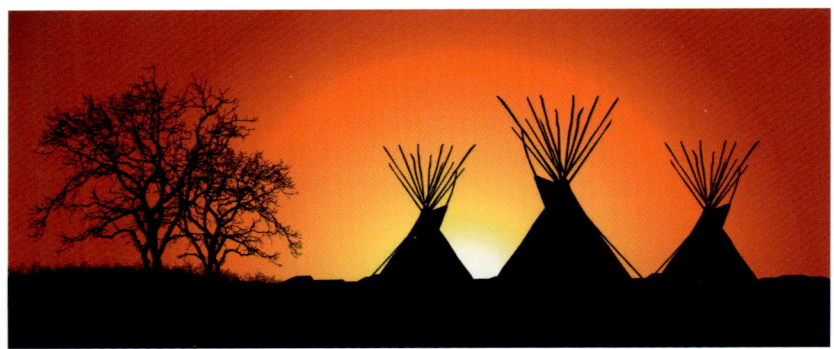

Uralt und immer noch gebräuchlich ist das indianische Schwitz-hütten-Ritual. Die Schwitzhütte, eine Art Sauna, wird kurz vor Wintereinbruch zur Reinigung von Körper und Geist gebaut. Die Bedeutung von Entgiftung und Entschlackung war den Indianern offensichtlich schon damals bewusst. In ihrem stockfinsteren Innern dienen rot glühende Steine als Ofen, die von Zeit zu Zeit mit Wasser und Heilkräuterauszügen begossen werden. Aromatischer Dampf durchzieht die Hütte, in der drei oder vier Stammesangehörige liegen. Im Dunkeln sind sie der jenseitigen Welt nahe und kehren symbolisch in den Schoß von Mutter Erde zurück. Solche Rituale und Zeremonien sollen die gestörte Harmonie wiederherstellen.

Mit Kräutern heilen

Kräuter sind ein wesentlicher Bestandteil der indianischen Heil-kunst. Eine Domäne, die oft von Frauen besetzt ist. Sie kurieren mit Blättern, Beeren und Wurzeln.

Nicht selten konnten sie vom Äußeren der Pflanze auf deren Wir-kungen Rückschlüsse ziehen. Medizinmänner hatten auch die Gabe, intuitiv die Wirkung der Pflanzen zu erspüren. Vermutlich ist so auch die 8-Kräutermischung entstanden.

Obwohl das eher märchenhaft als wissenschaftlich anmutet, sind die Ergebnisse der indianischen Medizin überraschend. Schon vor Jahrhunderten heilten die Indianer mit dem Saft von Feigenkakteen Skorbut. Ahnten Sie, dass diese reichlich Vitamin C enthalten? Sie rückten mit Schimmelpilzen der Diphtherie zu Leibe. Wussten Sie, dass diese antibiotisch wirkten? Sir Alexander Flemming hat ja erst gegen 1940 aus Schimmelpilzen das Penicillin entwickelt. Kamen ihm die Indianer zuvor?

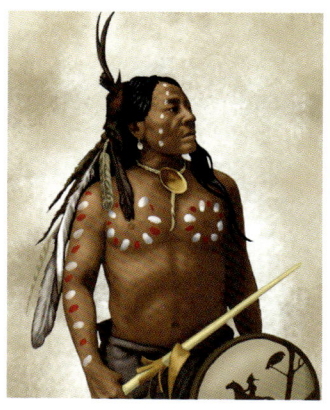

Indianer kurierten nicht nur ihre Stammesangehörigen. Auch erkrankte Weiße konnten oft dank indianischer Hilfe wieder genesen. Mehr als 200 ursprünglich indianische Medizinpflanzen übernahmen die weißen Siedler nach und nach in ihre Volksapotheke. Vor allem im Nordwesten der USA war der indianische Einfluss stark und viele weiße Kräuterkundige bezeichneten sich stolz als „Indian Doctors".

Im Laufe des 19. Jahrhunderts wurde den Medizinmännern das Leben besonders schwer gemacht. In zahlreichen US-Bundesstaaten traten Verbote von Heilritualen in Kraft. 1887 setzte Washington schließlich die gesamte indianische Kultur auf den Index und untersagte den Ureinwohnern jegliche Ausübung religiöser und medizinischer Riten (1934 wurde das Verdikt aber wieder aufgehoben).

Erst in unserem Jahrhundert befasste sich auch die westliche Wissenschaft intensiver mit indianischer Medizin. Vieles davon ist leider für immer verloren gegangen. Zwar haben in den Indianerreservaten manche Heilmethoden überlebt. Doch es gibt nicht mehr viele Schamanen. Ihre Ausbildung dauert Jahre, manchmal Jahrzehnte, und es fehlt an Nachwuchs.

Das große Sterben der Indianer begann mit der Ankunft der europäischen Siedler. Gegen Feuerwaffen konnten sich die Stämme noch zur Wehr setzen. Gegen eingeschleppte Seuchen und gegen die fremde Droge Alkohol waren sie jedoch machtlos. Nur wenige Indianerstämme bewahrten ihr kulturelles Erbe. Doch ihre Mythen haben überlebt – bis heute.

Die Ojibwa-Indianer: naturverbunden und sozial

Die Ojibwas sind ein Indianervolk Kanadas. Sie selbst nannten sich Anishinabe, was soviel wie Urmensch oder erster Mensch bedeutet. Ojibwa ist die Stammesbezeichnung, der von anderen Stämmen für sie benutzt wurde und später in Chippewa abgeändert wurde. Es gibt in Nordamerika über 50 Indianersprachen, aus denen sich wieder eigene Dialekte entwickelt haben. Die meistverwendete Sprache heißt Alongkin, auch die Ojibwas sprachen diese Sprache.

Der Legende nach kamen die Ojibwas zu Beginn des 16. Jahrhunderts aus dem Norden Kanadas in die Umgebung des Lake Huron/Ontario, später ließen sie sich in der Nähe des Lake Superior nieder und verbreiteten sich in der waldigen Umgebung von Manitoba, Ontario und Quebec.

Die Ojibwa-Indianer unterschieden sich hinsichtlich ihres materiellen Besitzes und geistigen Reichtums deutlich von anderen Stämmen. Sie wurden als einer der stärksten und tapfersten Indianerstämme betrachtet. Sie waren hervorragende Jäger und Kämpfer, Experten im Fischen und Kanu fahren. Und sie waren ein soziales Vorbild – sie lebten und arbeiteten füreinander, ohne Eigennutz. Auch Kunst und Handwerk gehörten zu ihren täglichen Beschäftigungen. Im Laufe der Zeit entwickelten sie sich immer stärker von Jägern zu Ackerbauern. Dies geschah wegen des Wildreises und wegen Manomin, einer Reissorte, die ohne menschliche Pflege wächst und reift. Die Indianer betrieben den Reisanbau mit großer Erfahrung, aber auch mit diversen Ritualen. Die Ojibwas kennen alle Zeichen der Natur ganz genau. Jeder Windhauch, jedes Kommen und Gehen der Vögel usw. hat seine Bedeutung und wird mit Wachstum und Ernte in Verbindung gebracht.

Der Heilerbund der Wissenden: Midewiwin

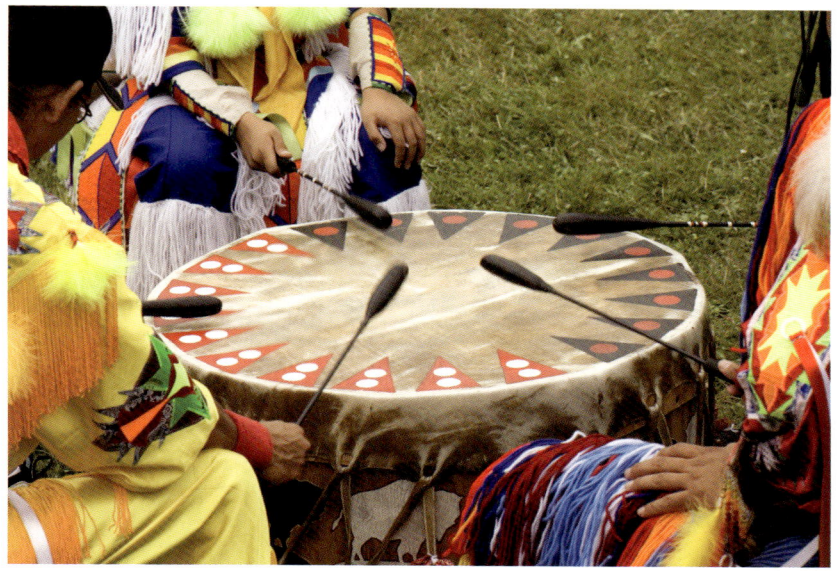

Wer bei den Ojibwas ein Medizinmann werden will, muss höchste geistige und moralische Anforderungen erfüllen. Die Kenntnisse des Stammes über die Wirkung von Heilkräutern war herausragend unter allen Indianern Amerikas. Deshalb haben die Ojibwa im Laufe des 18. Jahrhunderts den Großen Bund der Heilkundigen, das Midewiwin gegründet.

Ojibwa-Indianer können sich um die Mitgliedschaft in diese Gemeinschaft bewerben; der Weg bis zur Aufnahme ist allerdings lang und hart.

Das Midewiwin (übersetzt: der Weg des Herzens) ist ein teils medizinischer, teils religiöser Kreis, der einen enormen Vorrat an und ein riesiges Wissen über Heilpflanzen und Kräutern verwaltet, mit dem Ziel, Gesundheit zu erhalten und Krankheiten zu heilen.

Die Kombination von Kräuterwissen und Anwendung von übernatürlichen Kräften bildet die Grundlage der Heilkunst der Medizinmänner- und frauen. Darüber hinaus lehren sie ihre Stammesmitglieder, ein gutes Leben zu führen. Ihre hohen Ethik- und Wertvorstellungen dienen anderen als Vorbild.

Wer Mitglied im Midewiwin werden möchte, muss bei einem Medizinmann bzw. einer Medizinfrau in die Lehre gehen und insgesamt acht Lehrstufen durchlaufen, wobei die letzten vier die schwersten sind. Eingeweiht wird er (oder sie) in die Geheimnisse der Heilkräuter und in die Mythen und Riten, welche die Kräfte des großen Geistes Manitou beschwören können. Danach folgt ein viele Tage dauernder Initiations-Ritus, wo der Neuling seine Fähigkeiten unter Beweis stellen muss. Erst danach wird ihm erlaubt, seine Heilkünste auch anzuwenden. Doch diese erste Einweihung ist erst der Anfang.

Es gab vier Grade von Medizinmännern, von denen jeder eine zusätzliche Lehrzeit und Initiationen erforderte. Nur wenige bestanden die Prüfungen zu den höchsten Graden, die sie mit einem unendlichen Heilungswissen bedachten. Um den höchsten Grad der Meisterschaft zu erreichen, brauchte man fast das ganze Leben.

Gesundheit ist Harmonie

In den Augen der Ojibwas ist Krankheit nichts anderes als eine Unreinheit in Körper und Geist. Ein unreiner Zustand bringt einen aus dem Gleichklang mit dem Großen Geist, der alles Leben ‚informiert‘. Heilung ist also ein Reinigungsprozess, der Körper und Seele mit einbezieht. Die Medizinmänner trachten bei ihren Heilanstrengungen immer danach, den Kranken wieder zurück in eine Balance mit dem Großen Geist zu bringen. In Harmonie mit dem Großen Geist zu sein, bedeutete für die Indianer aber auch ein Gleichgewicht von Geben und Nehmen. Wenn wir der Erde etwas (z.B. Heilpflanzen) wegnehmen, müssen wir ihr auch etwas zurückgeben. Wir und die Erde sollten gleichberechtigte Partner sein. Was wir der Erde zurückgeben, kann etwas so Einfaches – und zugleich so Schwieriges – wie Respekt und Dankbarkeit sein.

Synergie der Kräuterseelen

Bevor die Pflanzen geerntet werden, sprechen die Medizinmänner Gebete wie z.B. das folgende:

„Deinen Geist und meinen Geist vereinige zu einem Geist des Heilens; du gabst die äußere Schönheit, nun bitten wir dich auch um die Gabe des inneren Wohlbefindens."

Die Ojibwa glauben, dass in allen Pflanzen verkörperte Wesen wohnen; dass jede Pflanze ihren einzigartigen „Seelengeist" hat, eine belebende Substanz, die ihrer physischen Form Wachstum und Heilkräfte verleiht. Zudem haben die Pflanzen noch eine viel wunderbarere Kraft: Es ist die Fähigkeit, sich mit anderen Pflanzen zu einem einzigen Geist zu vereinen, der um ein Vielfaches stärker ist als das Wesen einer einzelnen Pflanze.

Es war dieser „vereinigte" Geist, der die Kräutermedizin der Indianer mit solch gewaltiger Heilkraft ausstattete. Die Erklärung für dieses Phänomen liegt im Gesetz der Potenzierung: Kommen verschiedene Qualitäten in göttlicher Harmonie zusammen, so summiert sich ihre Wirkung nicht nur, sondern sie potenziert sich. Das Ganze ist mehr als die Summe seiner Einzelteile – Synergie.

Große Teefans

„Die Indianer waren wohl die größten Teetrinker der Menschheit. Sie tranken nur selten klares Wasser. Für jede Gelegenheit hatten sie eine erstaunliche Fülle an Heiltees parat und in Notzeiten ersetzten sie damit sogar zeitweise die Nahrungsaufnahme, ohne Mangelerscheinungen befürchten zu müssen.

Heute weiß man, dass die Indianer auf dem Höhepunkt ihrer medizinischen Kultur damals eine Lebenserwartung von mehr als 100 Jahren hatten. Wenn man den hohen geistigen Stand der Indianer, ihre enorme Lebenserwartung und geringe Krankheitsanfälligkeit mit ihrer Lebens- und Ernährungsweise begründet, kann man nur ableiten, dass wir noch viel von den Indianern lernen können."

(Quelle Heinz Stammel: Die Apotheke Manitous)

Nachwort

„Es hat keinen Sinn, den Weg der Symptombekämpfung zu beschreiten, wie ihn der moderne Arzt heute geht, um zur Gesundheit zu gelangen.
Wir müssen einen vollkommen anderen Weg einschlagen, der nicht von der Krankheit, sonder von der Gesundheit ausgeht."

Dr. med. F. Becker

Treffender kann man die Situation in unserem Gesundheitswesen kaum beschreiben. Wir müssen weg von der Symptombekämpfung hin zur Vorsorge. Gesundheit ein Leben lang sollte die Normalität und nicht die Ausnahme sein.

Symptombekämpfung gleicht einer Sisyphusarbeit. In der griechischen Mythologie machte sich Sisyhpos gegenüber der Götterwelt schuldig, weil er sich nicht an das Gesetz hielt. Dafür wurde er vom Göttervater Zeus in die Unterwelt verbannt und musste dort zur Strafe einen Felsblock einen steilen Hang hinaufrollen. Kurz bevor er die Kuppe erreichte, entglitt ihm der Stein regelmäßig und rollte wieder hinab. So musste er immer wieder von vorne anfangen. Heute nennen wir deshalb Aufgaben, die trotz großer Mühe und Anstrengung so gut wie nie erledigt werden können eine „Sisyphusarbeit".

Wie sehr wir modernen Menschen doch dem alten Sisyphos gleichen: Wir übertreten permanent Naturgesetze! Wir ernähren uns mehr schlecht als recht, wir bewegen uns zu wenig, nehmen täglich Giftstoffe aus unserer Umwelt auf und muten unserem Körper zu viel Säure und Stress zu. Werden wir dann krank, lassen wir uns vom Arzt Pillen verschreiben. Die helfen dann kurzfristig – doch nur solange, bis das nächste Symptom auftaucht. Medikamente haben immer Nebenwirkungen. Für eine Weile fühlen wir uns vielleicht besser, doch da das eigentliche Problem nicht behoben ist, taucht dieselbe oder eine andere Krankheit wieder auf. Also wieder mit Pillen das Symptom bekämpfen. Der Kreis beginnt von vorne, Sisyphos lässt grüßen!

Wenn wir gesund werden oder bleiben wollen müssen wir den Naturgesetzen wieder mehr Beachtung schenken. Schon Goethe erkannte: *„Die Natur hat immer Recht! Fehler und Irrtümer werden immer nur vom Menschen gemacht."* Was die Naturgesetze betrifft, können wir viel von den Indianern lernen.

Mit der Natur im Einklang zu leben ist zugegebenermaßen heutzutage nicht ganz einfach. Was unsere Ernährung und Medizin betrifft, ist der Weg hin zur Natur jedoch ein leichter, schöner und gangbarer Weg. Den 8-Kräutertee dürfen wir als ein wertvolle Hilfe und Geschenk ansehen.

„Wo Gefahr droht, da wächst das Rettende auch", sagte Hölderlin. Wir können uns den unzähligen Giften, mit denen wir tagtäglich konfrontiert werden, nicht entziehen. Was wir aber tun können, ist unseren Körper regelmäßig zu entgiften. Eine Kur mit den 8 Kräutern für jeweils drei Monate pro Jahr genügt für die meisten Menschen schon als wirksame Vorsorge. Einfacher, preiswerter und effektiver ist Gesundheit kaum machbar.

Probieren Sie es aus. Sie werden wie tausende Menschen weltweit begeistert sein!

Literatur / Quellenangaben

Paula Bakhuis: Gesund durch Indianer-Heilwissen – Ein Tee macht Geschichte, Parole Publishing, NL, 2004

Lorelies Singerhoff: Gesund mit Flor Essence – Die heilsame Kraft der acht Kräuter, Lüchow Verlag, 2005

G. A. Ulmer: Die Gesundheit finden mit Flor Essence / Ulmer Verlag Tuningen

Peter Jentschura, Josef Lohkämper: Gesundheit durch Entschlackung, Verlag Peter Jentschura

Heinz J. Stammel: „Die Apotheke Manitous – das Heilwissen der Indianer", rororo Sachbuch (derzeit vergriffen)

Birgit Frohn, Heiner Uber: „Medizin der Mutter Erde – die alten Heilweisen der Indianer", Mosaik/Orbis Verlag

Uwe Karstädt: „Entgiften statt vergiften", TAS Ltd, London

Rüdiger Dahlke, Doris Ehrenberger: „Wege der Reinigung", Irisana bei Hugendubel

DVD: Entgiftungsstrategien für optimale Gesundheit – Mit Hilfe von Kräutern die Gesundheit verbessern. Vortrag über Flor Essence von Bev Maya, Medical Herbalist, Aufzeichnung vom 12.11.2005 in der Liederhalle Stuttgart

Weitere Bücher aus dem Verlag Via Nova:

Der Trank des Lebens
Das Heilgeheimnis aus dem Himalaja neu entdeckt
Christine Brunner

Paperback, 132 Seiten, ISBN 978-3-86616-196-2

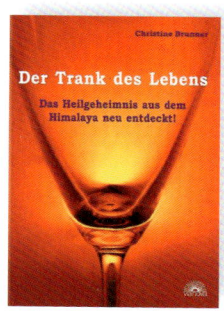

Ambrosia, Amrita und Soma galten in früheren Hochkulturen als „Trank der Unsterblichkeit". Während die erstgenannten den Himmlischen Wesen vorbehalten waren, war Soma für die Menschheit bestimmt. Ihm wurde eine gesundheitsfördernde sowie lebensverlängernde und Gedanken klärende Wirkung zugeschrieben. Das Rezept für den Soma-Trank wurde in den alten indischen Schriften verschlüsselt wiedergegeben. Noch heute rätselt man über die Wahl der Früchte und Kräuter, die zur Herstellung gebraucht wurden. Doch eines ist sicher: Es war ein fermentiertes Getränk, reich an Enzymen.
Lesen Sie in diesem hochinteressanten Buch, wie ein Physiker das Ur-Geheimnis der Gär-Getränke entschlüsselt hat. Über die Kombination von altem, ayurvedischen Wissen und moderner Forschung fand er, wonach Mystiker, Alchemisten, Ärzte und Forscher aller Epochen suchten: den Trank des Lebens.

Heilung und Neugeburt
Aufbruch in eine neue Dimension des Lebens
Barbara Schenkbier / Karl W. ter Horst

Hardcover, 272 Seiten, 30 Fotos, 10 Grafiken, ISBN 978-3-936486-57-5

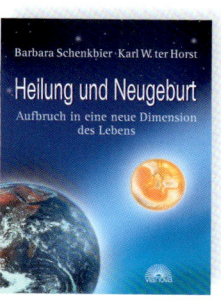

Immer mehr Menschen suchen Auswege aus Einsamkeit und Trauer, Isolation und Sinnkrise. Sie sehnen sich nach Wärme und Licht, einem Aufbruch ins Leben, dem erneute Enttäuschungen und Niederlagen erspart bleiben. Barbara Schenkbier und Karl W. ter Horst geben anregende Impulse für den Aufbruch in eine neue Dimension des Lebens, für die spirituelle Neugeburt des Menschen. Diese Impulse sind begleitet von wegweisenden Ratschlägen für die Heilung von Seele und Körper. Die Autoren schöpfen aus der spirituellen Erfahrung einer neuen Dimension der Heilung und der Geschichte ganzheitlicher Heilverfahren aus dem göttlichen Feld. Die spirituelle Heilung wird ausführlich dargestellt. Mit einer bisher unveröffentlichten evolutions-psychologischen Methode ermöglichen sie dem Leser überraschende Einblicke in die verschlungenen Verläufe seiner eigenen Entwicklung. Alles Mitmenschliche und Kraftspendende, das dabei ans Licht des Bewusstseins dringt, bewerten die Autoren als Quellen von Heilung und Glück.

Heilung von Schuldgefühlen
Das Geschenk des inneren Friedens wieder erfahren
Chuck Spezzano

Hardcover, 256 Seiten, ISBN 978-3-86616-197-9

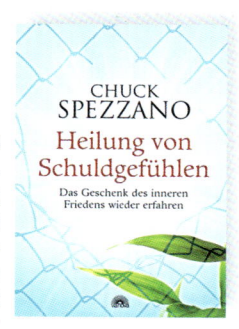

Schuldgefühle – wer kennt sie nicht? Schuldgefühle bewirken, dass wir uns herabsetzen und uns für das bestrafen, was wir getan zu haben glauben. Chuck Spezzano nähert sich diesem Thema mit der ihm eigenen Mischung aus Humor und Tiefgründigkeit. Er zeigt in seinem wachrüttelnden Buch nicht nur, wie es gelingen kann, die oftmals tief im Unterbewusstsein verborgenen Ursachen unserer Schuldgefühle aufzudecken, sondern stellt auch Wege vor, wie sie geheilt werden können. Seine Prinzipien werden anhand von Übungen und Fallbeispielen aus seiner langjährigen Praxis als Therapeut veranschaulicht. Die wichtigste Botschaft des Buches lautet, dass in seinem innersten und unveränderlichen Wesenskern jeder Mensch unschuldig ist.

Das Heilwissen der Hl. Hildegard von Bingen
Ernährungsheilkunde, Heilmittel, Anwendung bei verschiedenen Krankheiten, Heilfasten
Peter Pukownik

Hardcover, 288 Seiten, ISBN 978-3-86616-205-1

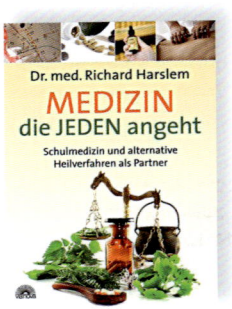

Die Lehren der heiligen Hildegard von Bingen sind heute noch genauso aktuell wie vor 1000 Jahren. Dabei zählt die richtige Ernährung zu dem größten Heilmittel – und auch die Art und Weise, wie die Nahrung dem Körper zugeführt wird. Die Basis der Hildegard-Heilkunde besteht vor allem aus Dinkel, Fenchel und den Gewürzen Galgant, Quendel und Bertram. Zusammen mit der geistigen Einstellung zu sich selbst, seiner Umwelt und dem Weltenschöpfer sowie dem richtigen Maß – der Diskretio – kann Gesundheit erlangt und aufrechterhalten werden. Wichtig ist zudem die Reinigung von Körper und Geist, durch Heilfasten, Aderlass und Schröpfen, durch Meditation, Gebet und Entspannung.

Medizin die JEDEN angeht
Schulmedizin und alternative Heilverfahren als Partner
Dr. med. Richard Harslem

Paperback, 208 Seiten, ISBN 978-3-86616-204-4

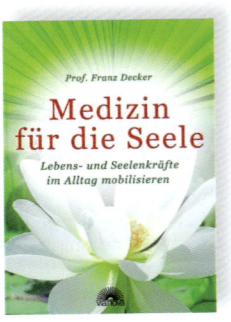

Auf der Grundlage neuester wissenschaftlicher Erkenntnisse der Physik, der Hirn- und Placeboforschung zeigt dieses Buch anhand einfacher Alltagsbeispiele den gemeinsamen Nenner aller Heilmethoden sowohl der Schulmedizin als auch alternativer Heilverfahren auf: Der Patient muss im Mittelpunkt stehen, eine optimale Kommunikation zwischen ihm und dem behandelnden Arzt/Heiler wird die beste Heilmethode finden. Dieses dargestellte „menschenwürdige" Medizinverständnis und die zahlreichen, praktisch umsetzbaren Informationen sind für alle, die mit dem Gesundheitswesen und der Gesundheitserziehung zu tun haben, von großer Bedeutung, interessant und lesenswert, aber auch für alle, die gesund werden wollen! So können die Heilungschancen der einzelnen Patienten erhöht werden. Die Erkenntnisse des Autors wollen einer besseren Volksgesundheit dienen und Kosten senken.

Medizin für die Seele
Lebens- und Seelenkräfte im Alltag mobilisieren
Prof. Franz Decker

Paperback, 224 Seiten, 32 Grafiken, ISBN 978-3-86616-115-3

Für viele Menschen ist es heute sehr schwierig, den Herausforderungen des Alltags in unserer komplexen, schnelllebigen Welt gerecht zu werden, das eigene Leben selbstverantwortlich zu gestalten und sinnvoll und erfüllt zu leben. Prof. Franz Decker zeigt in seinem Buch diese Probleme auf, aber auch Möglichkeiten, die „Überlebenskräfte", die unerschöpflichen Kraftquellen der Seele und des Geistes, zu wecken und zu entwickeln, um in seelischem Gleichgewicht, mit Freude, Gelassenheit, Mut und Zuversicht das Leben zu bestehen. Das Buch erwuchs aus eigener Erfahrung und basiert auf den neuesten Erkenntnissen, dass durch eine entsprechende Neuorientierung und Seelenprogrammierung ein erfülltes und ausgeglichenes Leben möglich ist. Beispiele veranschaulichen und überzeugen. Es bietet sehr einprägsam ein Programm zur Förderung der Lebens- und Seelenkräfte im Alltag sowie Übungen zur Entspannung, Besinnung, Meditation, mentalen Lebensänderung und emotionalen Stabilisierung.

Durch Energieheilung zu neuem Leben
Atlas der Psychosomatischen Energetik
Dr. med. Reimar Banis

3. Auflage

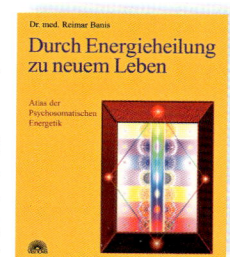

Hardcover, 408 Seiten, Großformat, vierfarbig, ISBN 978-3-936486-15-5

Jeder Mensch, der mehr über sich, seinen unbewussten Charakter erfahren möchte, kann von diesem Buch nur profitieren. Der Leser findet Informationen aus allen Kultur-Epochen und spirituellen Disziplinen über die Lebensenergie, die Chakras und deren herausragende Bedeutung für Gesundheit, Lebensfreude und Sinnfindung im Leben. Der Autor verbindet das naturwissenschaftliche Weltbild mit Erkenntnissen der modernen Energiemedizin und uralter spiritueller Erkenntnisse. Ein neues Weltbild wird sichtbar, in dem die seelische Evolution des Einzelmenschen den eigentlichen Schlüssel darstellt. Dr. Banis schildert ein neues, einfaches System der Energiemedizin, das er entdeckt hat, um Energieblockaden in kürzester Zeit zu erkennen und zu heilen – die Psychosomatische Energetik.

Heilgebärden
Verbindung mit dem heilenden Feld durch Bewegung und Meditation – Vorwort von Chuck Spezzano
Barbara Schenkbier

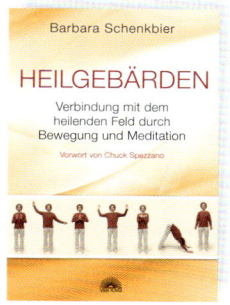

Hardcover, 160 Seiten, 42 mehrfarbige Fotos, ISBN 978-3-86616-175-7

Die Heilgebärden sind im Rahmen der Ausbildung für spirituelle Heilung inspirativ von der Autorin Barbara Schenkbier empfangen und ausgestaltet worden. Sie sind für jeden leicht durchzuführen. Achtsame Gebärden und Haltungen öffnen den Übenden für den Strom der Heilenergie aus dem heilenden Feld. Dynamische Bewegungen und Energiemassage aktivieren die Lebensenergie, so dass der Körper und die Feinstoffebenen durchströmt und geheilt werden. In der wachen Vergegenwärtigung der strömenden Heilkraft und in den Meditationen werden auch Geist und Seele angesprochen und wichtige spirituelle Grundhaltungen wie Achtsamkeit, Hingabe und Demut entfaltet.

Dem Geheimnis der Gedanken auf der Spur
Das Gehirn wächst mit seinen Herausforderungen
Prof. Dr. Gela Weigelt

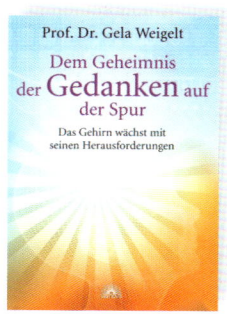

Paperback, 160 Seiten, 70 farbige Fotos, ISBN 978-3-86616-191-7

Nicht nur die Leber, auch das Gehirn wächst mit seinen Aufgaben und Herausforderungen. Die Neurowissenschaften zeigen uns, wie Gedanken im Gehirn als In-Formationen „entstehen". Die moderne Physik beweist, dass es eine Quantenwelt „hinter" dem Gehirn gibt, in der diese Informationen enthalten sind, und die Spiritualität liefert die zeitlosen Erkenntnisse über die „wahre Natur" der Gedanken. Dieses Buch bietet eine Synthese aus Wissenschaft und Spiritualität. Zahlreiche farbige Bilder erläutern den Text und führen so zu einem tiefen Verständnis des Geheimnisses um die Gedanken, die in unseren Gehirnen auftauchen.

Heilung beginnt im Herzen
Die inneren Kräfte wecken, um Körper und Seele zu heilen
Chuck Spezzano

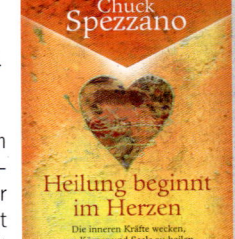

2. Auflage

Hardcover, 240 Seiten, ISBN 978-3-86616-140-5

Das neue Buch des bekannten Lebenslehrers Dr. Chuck Spezzano gibt dem Leser grundlegende Prinzipien und Methoden an die Hand, um sich von allen Formen von Krankheit und Schmerz zu befreien. Es ergründet nicht nur die Wurzeln dessen, was Krankheiten und Schmerzen erzeugt, sondern zeigt darüber hinaus praktische Wege, wie man die dem eigenen Herzen und Geist innewohnende Kraft nutzen kann, um Krankheiten zu heilen und Schmerz aufzulösen.

Sprechstunde mit dem inneren Arzt
Wecke die Heilkräfte in dir selbst
Matt Galan Abend

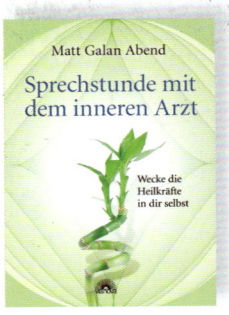

Hardcover, 160 Seiten, ISBN 978-3-86616-071-2

Dieses Buch ist vor allem für Laien geschrieben und erklärt in verständlicher Sprache, wie typische Verhaltensmuster zu ebenso typischen Krankheitsbildern, zu sogenannten Zivilisationskrankheiten führen wie Rückenbeschwerden, Tinnitus, Stress-Syndrom, Bluthochdruck, Sexualstörungen u. a. Der Autor beleuchtet auch den psychischen Hintergrund. Sein Modell der 5 Ebenen beweist, dass eine Erkrankung immer den ganzen Menschen betrifft. Aber wie wir uns selbst krank machen, können wir uns auch selbst wieder gesund machen. Wir können die Gesundheit unserer unbegrenzten Geistebene auch auf unsere begrenzte körperliche Materie übertragen, indem wir uns unserer eigenen Kraft, heilsamer und unheilsamer Energiefelder bewusst werden, die Erkrankung als Aufgabe annehmen und die richtigen Techniken anwenden. An praktischen Beispielen wird erklärt, wie wir uns selbst testen können, ob Medikamente uns nützen oder schaden, wie wir die Wirkung medizinischer Therapien beträchtlich steigern und vermeiden können, dass eine Krankheit chronisch wird.

Naturheilkunde für jeden
Ein Wegweiser für eine bessere Gesundheit
Dr. med. Jürgen Freiherr von Rosen

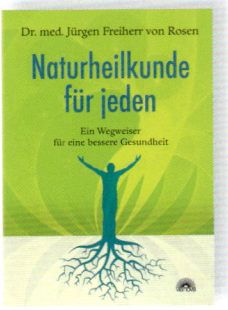

2. Auflage

Hardcover, 128 Seiten, ISBN 978-3-86616-166-5

Ein praktischer und auch für den Laien gut verständlicher Leitfaden über die Vorteile und Anwendungsmöglichkeiten der Naturheilkunde mit vielen Tipps zur Gesundheitsvorsorge. Dem Thema Krebs ist ein eigenes Kapitel gewidmet. Im Register der häufigsten Krankheiten werden typische Symptome beschrieben und – soweit möglich – Empfehlungen für naturheilkundliche Therapien ausgesprochen. Das Buch zeigt auf, dass jeder ganz einfach Gesundheitsvorsorge betreiben kann - durch eine Lebensführung im Einklang mit der Natur. Ein aufschlussreicher Ratgeber für alle, die auf natürliche Weise gesund bleiben oder werden wollen!